'Mae hwn yn brosiect gwych. Pa ...... difrifol am y tro cyntaf, credu b ....
o'r rhwystrau mawr i oroesi – ac i fy adferiad. Gofynnais .... y ... meddyg a allai fy rhoi mewn cysylltiad â phobl oedd wedi gwella, fel y gallwn i gredu yn hynny – ond doedd e ddim yn gallu a wnaeth e ddim chwaith. Dwi'n credu y byddai gwybod bod gwella'n bosib wedi gwneud byd o wahaniaeth imi oherwydd, fel y dywedodd Oscar Wilde, *'despair has no seasons'* – hynny yw, mae'n ddi-baid. Gallaf gymeradwyo'r llyfr hwn yn llwyr i unrhyw un sy'n dioddef o iselder. Mae'n cynnwys negeseuon o obaith o'r ochr dywyll, cred resymegol i frwydro yn erbyn y diffyg ffydd mae pawb ag iselder yn ei deimlo. Heb os mae grym gan *Llythyrau Adferiad* i achub bywydau.'

Tim Lott, newyddiadurwr ac awdur

'Bydd y llyfr hwn yn achub bywydau, a phrin yw'r llyfrau y gellir dweud hynny amdanyn nhw. Mae ysgrifennu neu ddarllen llythyr yn brwydro yn erbyn y teimlad o unigedd sydd wrth wraidd anobaith. Darllenwch y llyfr hwn, prynwch e i bobl eraill; mae'n feddyginiaeth brin a phwerus.'

Gwyneth Lewis, awdur Sunbathing in the Rain:
A Cheerful Book about Depression

'Mae'r llythyrau hyn yn llawn cyfeillgarwch ac agosatrwydd. Drwy eich tynnu o'ch cragen, byddan nhw yn eich helpu i rannu'r boen, i brofi'ch safbwynt ac i ddatrys problemau. Mae modd gwella o iselder a choeliwch chi fi, byddwch chi ganwaith gwell o'r herwydd: yn fwy meddylgar, yn fwy derbyngar, a daw heddwch i'ch rhan.'

Dr Neel Burton, awdur Growing from Depression

'Roedd y llythyrau yn gymaint o help i mi pan oeddwn i'n sâl; un o'r pethau prin a gyffyrddodd â mi ar draws y gwagle.'

Charlotte Garrett, seicolegydd ymchwil

'Llythyrau pwerus gan bobl sydd wedi bod yno ac sy'n gwybod o brofiad na fyddwch chi'n teimlo fel hyn am byth. Gallai un llythyr sy'n taro tant gwirioneddol gyda chi wneud byd o wahaniaeth.'

Claudia Hammond, darlledwraig ac awdur

'Teimladwy, hardd mewn mannau a gwerthfawr: mewn byd lle mae triniaeth effeithiol ar gyfer y rhai â salwch meddwl mor anodd ei chael ag erioed, mae gan y llyfr hwn rywbeth eithaf pwysig i'w gynnig. Yn anad dim, mae angen sicrhau'r sawl sy'n dioddef o iselder bod adferiad yn bosib. Mae'r llythyrau hyn gan gyd-deithwyr yn dangos ei bod yn fwy na phosib, ond yn debygol, nad ydych chi ar eich pen eich hun, bod eraill wedi bod yma, wedi goroesi, wedi gwella, wedi ailymuno â'u bywydau. Eu neges: gallwch chi wneud hynny hefyd.'

Mark Rice-Oxley, awdur Underneath the Lemon Tree: A Memoir of Depression and Recovery

'Does dim dwywaith y bydd y casgliad hwn o lythyrau gan bobl sy'n gwella o iselder yn rhoi cysur i'r rhai sy'n dioddef o salwch meddwl ar hyn o bryd. Mae'r bobl sy'n ysgrifennu'r llythyrau hyn yn disgrifio iselder mewn ffordd sy'n unigryw i rai sydd wedi'i oroesi. Mae'r geiriau'n ddilys a byddant yn rhoi gobaith ac anogaeth i'r rhai sy'n eu darllen.'

Douglas Bloch MA, awdur Healing from Depression: 12 Weeks to a Better Mood

Llythyrau
Adferiad

llyfrau perthnasol eraill

We're All Mad Here
Canllaw di-lol i fyw gyda gorbryder cymdeithasol
Claire Eastham
Rhagair gan Natasha Devon, MBE
ISBN 978 1 78592 082 0
eISBN 978 1 78450 343 7

Can I tell you about Depression?
Canllaw i ffrindiau, teulu a gweithwyr proffesiynol
Christopher Dowrick a Susan Martin
Lluniau gan Mike Medaglia
ISBN 978 1 84905 563 5
eISBN 978 1 78450 003 0

Recovery from Depression Using the Narrative Approach
Canllaw i feddygon, therapyddion cyflenwol a gweithwyr
proffesiynol ym maes iechyd meddwl
Damien Ridge
ISBN 978 1 84310 575 6
eISBN 978 1 84642 878 4

The Madness of Our Lives
Profiadau chwalfa feddyliol a gwella
Penny Gray
ISBN 978 1 84310 057 7
eISBN 978 1 84642 504 2

Llythyrau Adferiad

At bobl sy'n wynebu iselder

Golygwyd gan James Withey ac Olivia Sagan

Gair i Gloi gan G. Thomas Couser

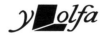

Cyhoeddwyd gyntaf yng Nghymru 2020
© Hawlfraint Jessica Kingsley Publishers 2017
© Hawlfraint y Gair i Gloi G. Thomas Couser 2017
Addasiad: Testun Cyf 2020.

Dymuna'r cyhoeddwyr gydnabod cymorth ariannol
Cyngor Llyfrau Cymru

Cynllun y clawr: Y Lolfa

Rhif Llyfr Rhyngwladol: 978-1-78461-844-5

Cyhoeddwyd ym Mhrydain yn 2017 gan
Jessica Kingsley Publishers, 73 Collier Street, Llundain N1 9BE
a
400 Market Street, Suite 400 Philadelphia, PA 19106
www.jkp.com

Cyhoeddwyd ac argraffwyd yng Nghymru
ar bapur o goedwigoedd cynaliadwy gan
Y Lolfa Cyf., Talybont, Ceredigion SY24 5HE
e-bost ylolfa@ylolfa.com
gwefan www.ylolfa.com
ffôn 01970 832 304
ffacs 01970 832 782

CYNNWYS

DIOLCHIADAU

Diolch yn bennaf i chi, awduron y llythyrau, am eich dewrder i ysgrifennu, am fod yn agored i niwed, am fod yn obeithiol ac am rannu eich stori i helpu eraill.

Diolch i Ganolfan Seibiant Maytree yn Llundain. Diolch i'r staff ac i'r gwirfoddolwyr yno yn ystod fy arhosiad a welodd ddyn a oedd yn chwilfriw ond heb ei ddinistrio, a eisteddodd gyda mi pan nad oeddwn am eistedd ar fy mhen fy hun, a oedd yn credu y gallwn i fyw pan oeddwn yn dymuno marw. Diolch i Roz, yn fwy na neb.

Diolch i bawb o raglen *All in the Mind* BBC Radio 4, a welodd yr hyn roedden ni'n ei wneud yn Llythyrau Adferiad, a chredu yn hynny a'm gwahodd i sôn amdano.

Diolch i Olivia am dy gefnogaeth ac am gredu, fel fi, y dylai hyn fod yn llyfr.

Diolch i fy nheulu a fy ffrindiau; rydych chi'n gwybod pwy ydych chi a'r hyn rydych chi wedi'i wneud. Diolch am fod yn gefn imi.

Fel arfer, diolch i Patrick, fy 'Huckleberry friend'.

James Withey

Y RHESWM DROS DDECHRAU'R LLYTHYRAU ADFERIAD

James Withey

Dwi wedi bod wrth fy modd gyda llythyrau erioed – eu hysgrifennu a'u cael nhw. Fel plentyn, byddwn yn ysgrifennu at gyd-lythyrwyr ym mhedwar ban byd. Roeddwn wrth fy modd â'r weithred gorfforol o agor llythyr, arogli'r papur a dychmygu'r anfonwr gyda'i ysgrifbin a'i feddyliau mewn rhan wahanol o'r byd.

Mae'r llythyrau gorau yn cyffwrdd â'ch enaid. Maen nhw'n estyn llaw atoch; maen nhw'n gafael yn y rhan ohonoch sy'n teimlo'n unig ac yn gwneud i chi weiddi, 'Fi hefyd! Roeddwn i'n meddwl mai dim ond fi oedd yn deall hyn, ond rwyt ti'n deall hefyd.' Gobeithio mai dyna fydd y casgliad hwn o lythyrau yn ei wneud: cysylltu â'r rhan ohonoch sy'n teimlo mai chi yw'r unig un sy'n dioddef iselder.

Mae llythyrau, beth bynnag fo'u ffurf, yn bethau i'w trysori, eu darllen eto a'u cadw. Does dim byd mwy personol; mae'r llythyrwr wedi eistedd ac wedi meddwl amdanoch chi a dim ond chi, a nawr dyma chi yn darllen eich bod chi'n bwysig iddo yntau.

Ychydig flynyddoedd yn ôl roeddwn i'n eistedd ar fy ngwely, yn fy ystafell, mewn ysbyty seiciatrig. Roedd y gwely wedi'i folltio i'r llawr, doedd y ffenestr ddim yn agor mwy na dwy fodfedd ac roedd y bin sbwriel yn edrych fel petai wedi'i roi ar dân ryw dro. Bob hyn a hyn byddai rhywun yn dod heibio, yn edrych drwy'r gwydr yn y drws, yn gweld fy mod i'n fyw ac yna'n mynd oddi yno.

Am 3 o'r gloch y prynhawn byddai'r haul yn dechrau taflu cysgod y goeden ar draws y wal fel rhyw lun chwerthinllyd o od. Roeddwn i'n edrych ar yr harddwch a phrin ei fod yn cyffwrdd â mi. Roeddwn i'n meddwl o hyd, 'Sut gyrhaeddais i'r fan hyn? Sut ddigwyddodd hyn? Sut wnaeth iselder hyn i mi? Sut gafodd fy melt ei gymryd oddi arna i? Sut wnes i addo peidio â chael bag plastig yn yr ystafell byth eto?' Eto, dro ar ôl tro, 'Sut gyrhaeddais i'r fan hyn?' Y flwyddyn flaenorol, roeddwn i'n gweithio fel hyfforddwr staff mewn elusen fawr ac yn dysgu pobl am atal hunanladdiad; nawr, dwi'n cael fy ngwylio bob chwarter awr i fy atal rhag fy lladd fy hun.

Pan oeddwn yn yr ysbyty, doeddwn i ddim yn gwybod y byddwn i'n dechrau datblygu'r syniad ar gyfer prosiect Llythyrau Adferiad, sydd wedi newid fy mywyd ac wedi newid bywydau pobl eraill hefyd. Prosiect mor syml a gobaith wrth ei wraidd.

Yn ystod rhan waethaf fy iselder, hunanladdiad oedd yr unig beth ar fy meddwl. Byddwn yn deffro'n crio am 4.30 y bore ac ni allwn fynd yn ôl i gysgu. Ar y trên adref o'r gwaith byddwn yn edrych drwy'r ffenestr ac yn ffurfio cynllun yn fy mhen; dydd Iau, ie dydd Iau byddwn yn fy lladd fy hun, dydd Iau fydd y diwrnod. Byddwn yn cerdded o flaen trên a dyna fyddai diwedd y boen. Dyna'r unig beth o bwys, cael gwared ar y boen.

Pe bawn i wedi cael bath erbyn 4 y prynhawn roedd hwn yn ddiwrnod da. Os oeddwn i wedi bwyta rhywbeth, byddai hyn yn teimlo fel llwyddiant diangen. Byddwn yn mynd i'r archfarchnad gyda rhestr siopa ac yn sefyll o flaen y silffoedd gan feddwl, 'Sut oeddwn i'n arfer gwneud hyn?' Pa fath o diwna ddylwn i ei brynu? Yr un rhad oherwydd does gen i fawr ddim arian? Yr un gyda dŵr ffynnon oherwydd bod rhywun wedi dweud bod dŵr heli'n cynnwys mercwri? Yr un drutaf a fydd efallai'n rhoi mwy o bysgod am fy arian? Cynnig arbennig ar brynu nifer o duniau gyda'i gilydd? Oedd yr un gyda'r olew olewydd yn cadw'r tiwna'n well?' Roedd hi'n amhosib. Roedd y naill benderfyniad yn arwain at y llall, rhagor o gwestiynau, rhagor o ofid. Fe gerddais i allan o'r archfarchnad fwy nag unwaith heb ddim byd. Roedd y gerddoriaeth yn rhy uchel, roedd hi fel petai pobl yn rhedeg ar hyd yr eiliau tuag ata i, roedd babanod yn sgrechian a chyhoeddiadau cras ar yr uwchseinydd. Roedd hi'n uffern yn fy uffern i.

Roeddwn i'n methu canolbwyntio, roeddwn i'n methu gwylio'r teledu, roeddwn i'n crwydro'n ôl a blaen o gwmpas ein fflat ac yn digio wrth bob diwrnod heulog, yn dal dig wrth bawb a oedd yn ceisio gwenu arna i yn y swyddfa bost, ond yn bennaf oll, roeddwn i'n teimlo'n chwerw tuag ata i fy hun. Fy mai i oedd hyn i gyd. Roedd pobl yn synnu pan oeddwn i'n dweud wrthyn nhw fy mod i'n dioddef o iselder. Fi oedd yr un oedd yn gwrando ar eu problemau bob amser a dyma fi yn methu gofalu amdana i fy hun.

Mae iselder yn ymwneud â cholled ac roedd llawer o golledion yn fy mywyd yn ystod y cyfnod hwn; perthynas â ffrindiau wedi newid yn barhaol, roeddwn i'n methu gweithio, roeddwn i'n methu canolbwyntio, roeddwn i'n methu gwneud ymarfer corff, doeddwn i ddim eisiau bwyta, roeddwn i'n methu cysgu, collais bob gobaith ac, yn fwyaf arwyddocaol imi, roeddwn i'n methu darllen.

Darllen nofelau oedd fy mhleser i. Fe wnes i ymuno â

grwpiau llyfrau, roeddwn i'n darllen ychydig o nofelau bob mis, roeddwn i'n treulio fy amser mewn hen siopau llyfrau, yn darllen adolygiadau llyfrau ar-lein, yn rhoi sgôr i fy hoff lyfrau ac yn ei chofnodi mewn llyfr nodiadau, a darllen fy llyfr fyddwn i bob amser cinio. Nawr, allwn i ddim darllen brawddeg. Dim; roedd hwn yn fethiant llwyr a chwbl anhygoel. Byddai pobl yn argymell llyfrau swmpus, trwchus fel cerrig beddi ar iselder a therapi ymddygiad gwybyddol (CBT: *cognitive behavioural therapy*) a byddai'r llyfrau hyn yn eistedd ar y bwrdd coffi yn syllu arna i. Byddwn i'n syllu'n ôl arnyn nhw, mewn dryswch. Sut oeddwn i'n arfer gwneud hyn? Roedd hi'n ddigon syml, byddwn i'n codi llyfr ac yn darllen y geiriau, a nawr – dim byd. Dim byd. Affliw o ddim.

Un o'r llu o bethau creulon am iselder yw ei fod yn cymryd eich dulliau ymdopi oddi arnoch ar yr union adeg y mae eu hangen nhw arnoch. Wedyn bydd yn eich darbwyllo na fyddan nhw byth yn dod yn ôl ac mai chi sydd ar fai am y cyfan beth bynnag. Pan fyddwch chi ar eich isaf, pan fydd angen eich holl adnoddau arnoch chi, mae iselder yn eu cymryd oddi arnoch.

Wnes i erioed feddwl y byddwn i'n gwella, byth, byth bythoedd. 'Efallai ei fod yn digwydd i bobl eraill...' meddwn i, '... ond nid i mi.' Os oeddwn wedi fy argyhoeddi o unrhyw beth yn fy mywyd erioed, y gred na fyddai fy iselder yn gwella oedd hynny. Byddwn wedi rhoi arian mawr ar hyn pe bai'r bwci lleol wedi derbyn fy ods; byddwn wedi bod yn anhygoel o gyfoethog ac yn dioddef o iselder yn barhaol. Roeddwn i'n anghywir – fe wellodd a nawr dwi'n gwneud fy ngorau i beidio â gwrando gormod pan fydd iselder yn dechrau dweud celwydd tebyg wrtha i; dydy hynny ddim yn gweithio bob amser ond dwi'n ceisio gwneud hynny a dyna'r cyfan allwn ni ei wneud, ceisio peidio â gwrando ar y celwyddau.

Mae iselder yn salwch sy'n bygwth bywyd, weithiau'n rhoi diwedd ar fywyd ac mae byw gydag e yn gofyn am ddewrder aruthrol. Mae lefel y boen emosiynol mor aruthrol fel y gall ymddangos mai hunanladdiad yw'r unig ddewis posib. Mae fel cwcw gyfrwys sy'n meddiannu eich bywyd, yn eich sarhau a'ch dwrdio gyda chelwydd, casineb a bai. Mae'n ysgeler. Mae'n gwneud i chi gredu bod y byrhoedlog yn barhaol ac na allwch wella byth. Ein stigma iechyd meddwl ni yw'r un mwyaf; ac iselder yw ei danwydd.

Pan oeddwn i'n sâl am y tro cyntaf, dim ond un gweithiwr iechyd meddwl ddywedodd wrtha i erioed y gallwn i wella o iselder; myfyriwr oedd hwnnw gyda'r tîm argyfwng a fyddai'n ymweld â mi bob dydd i weld a oeddwn i'n fyw. Wrth iddo adael fe drodd wrth gyrraedd y drws a dweud, 'James, mae gwella o iselder yn bosib.' Roedd hi'n bosib gwella o iselder? Wir? Ond y broblem oedd bod iselder yn dweud y gwrthwyneb wrtha i ac yn y llais mwyaf croch a oedd ganddo. Roeddwn i'n meddwl ei bod hi'n amhosib, na fyddwn i byth yn gwella, roedd hi'n anobeithiol, roedd byw yn ddibwrpas, roedd y boen yn ormod, roedd yn fwy pwerus na phopeth, a rhoi'r gorau iddi oedd yr ateb. Ond y diwrnod hwnnw fe welais lygedyn bach o obaith a sylweddolais fod angen imi glywed mwy am y posibiliadau o adferiad os oeddwn i'n mynd i wella o gwbl.

Fe es i aros yng Nghanolfan Seibiant Maytree yn Llundain (gwasanaeth preswyl i bobl sy'n meddwl o ddifrif am eu lladd eu hunain) a daeth rhagor o obaith. Roeddwn i'n gallu sôn yn agored am ddymuno marw; roedden nhw'n gwrando, roedden nhw'n deall, roedden nhw'n gweld y boen ac yn fy ngweld i yng nghanol y boen. Wnaethon nhw ddim mynd i banig a cheisio fy achub; fe wnaethon nhw eistedd gyda mi, yn llythrennol ac yn drosiadol. 'Dwi'n teimlo 'mod i wedi fy ninistrio,' meddwn. 'Mae fy holl hanfod wedi'i ddifa, sut alla i barhau pan nad oes dim ohono i ar ôl?'

'Dwi ddim yn gweld hynny...' meddai'r gweithiwr, 'Dwi'n gweld dyn sydd wedi'i lethu ond heb ei ddifa.'

Ac yna newidiodd rhywbeth y tu mewn i mi, cafodd rhyw olau bach ei gynnau, roedd yn wan ac yn fregus ond doedd dim dwywaith ei fod yno. Efallai fod mymryn ohono i ar ôl?

Law yn llaw â'm hadferiad i dechreuodd syniad y Llythyrau Adferiad ddatblygu. Beth petai pobl a oedd yn gwella o iselder yn ysgrifennu at y rhai sy'n dioddef ar hyn o bryd? Beth petai pobl yn gallu darllen bod gwella'n bosib? Beth petai'r llythyrau hyn yn gallu cyrraedd rhan fach ohonyn nhw a oedd am gredu bod adferiad i'w gael? Beth petaen nhw'n gweithredu fel saethau bach o obaith? Beth petaen nhw'n helpu pobl i weld nad oedden nhw ar eu pennau eu hunain?

Pan ddes i o'r ysbyty dechreuais flog ac ysgrifennu'r Llythyr Adferiad cyntaf; mae yma yn y llyfr: 'Oddi wrth James'. Dechreuais gyfrif Twitter (@RecoveryLetters), gofynnais i bobl eraill ysgrifennu llythyrau a dechreuodd pethau dyfu. Roedd syniad mor syml fel petai'n helpu pobl ac roedd y llythyrau'r un mor fuddiol i'w hawduron ag i'w darllenwyr.

Mae adferiad yn wahanol i fod 'wedi adfer'. Ceisio byw gydag iselder yw adferiad, mae'n golygu ceisio dod o hyd i ystyr yn yr hyn a wnewch, ceisio gweld y dyfodol, ceisio cyrraedd y gwaith, cael y plant i'r gwely, trefnu i'r car gael ei drwsio a cheisio peidio â sgrechian pan fydd y bag sbwriel yn hollti a'i gynnwys yn gollwng dros lawr y gegin i gyd.

Mae'n ymwneud ag ymdrechu a gwneud eich gorau glas. Gall symptomau leihau, gall y boen gilio, gall ystyr ddychwelyd, gall hapusrwydd ymddangos eto ac efallai, dim ond efallai, y cewch chi eiliadau o lawenydd rhyfeddol a gorfoleddus. Mae adferiad yn ymwneud â dechrau gweld 'pwrpas' pan fyddwn yn dweud wrthyn ni ein hunain, 'Beth yw'r pwynt?'

Fe rois i gynnig ar sawl peth i geisio teimlo'n well: reidio beic, myfyrio ymwybyddiaeth ofalgar, gwirfoddoli mewn rhandir, mynd i grŵp hunangymorth i rai sydd ag iselder, mynd ar encil i fynachlog, dod o hyd i gwnsela da gweddol rad, rhoi cynnig ar therapi ymddygiad gwybyddol, gwylio rhaglenni teledu a oedd yn fy esmwytháu a rhai ofnadwy, ond yn bennaf oll wnes i ddim byd. Roeddwn i'n gorffwys; roedd yn rhaid i mi, roedd angen gwella ar fy enaid i.

Dwi ddim yn well. Fydda i byth yn 'well' oherwydd does mo'r fath beth â gwell a chyn gynted ag y sylweddolais i hynny fe wnes i ddechrau byw gyda llai o straen. Bydda i'n byw gydag iselder weddill fy oes. Byddwn yn ffraeo ac yn ymladd, bydd yn dân ar fy nghroen a bydd yn ceisio fy llesteirio, ond yn rhyfedd iawn hefyd bydda i'n ddiolchgar iddo, oherwydd er bod iselder wedi cymryd cymaint oddi arna i, mae wedi rhoi rhywbeth i mi hefyd. Mae wedi fy newid i – dwi'n rhoi blaenoriaeth i mi fy hun nawr, dwi'n gwneud pethau fyddwn i ddim wedi'u gwneud o'r blaen.

A fyddai'n well gen i pe na bawn i'n dioddef o iselder? Wrth reswm; bob un eiliad o bob un diwrnod, ond fydd dymuno hynny ddim yn gwneud iddo roi llonydd i mi. Dim ond ei dderbyn sy'n fy symud ymlaen.

Rydyn ni'n rhannu straeon am iselder i helpu eraill, i helpu ein hunain. Po fwyaf rydyn ni'n ysgrifennu ac yn siarad ac yn rhannu ein profiadau, mwyaf oll y mae hynny'n gwanhau iselder. Mae ein straeon mor bwysig oherwydd bod iselder yn dweud wrthyn ni nad ydym yn deilwng i fyw, heb sôn am lefaru. Felly, mae'n rhaid i ni siarad ac ysgrifennu cymaint ag y gallwn.

Llyfr sy'n rhoi tystiolaeth i chi gan eraill yw hwn, gan y bobl sy'n gwybod bod adferiad yn bosib. Daw awduron y llythyrau hyn o bob cwr o'r byd ac mae ganddyn nhw brofiad o bob math o iselder: y cyflwr deubegwn, iselder ôl-enedigol ac iselder mawr/clinigol. Dydy eu llythyrau ddim yn cuddio pa mor boenus yw iselder ond maen nhw'n dweud mewn ffordd syml a phrydferth na fydd hi'n teimlo felly am byth. Mae'n werth ysgrifennu hynny eto... fydd hi ddim yn teimlo felly am byth.

Maen nhw'n ysgrifennu atoch chi oherwydd eu bod nhw'n gwybod nad oes gobaith mewn iselder; bydd eu llythyrau yn helpu eich gobaith chi i dyfu. Ac fe fydd. Does dim dwywaith. Bydd rhai o'r llythyrau'n apelio fwy nag eraill, mae hynny'n iawn – rydyn ni wedi ceisio sicrhau bod amrywiaeth ohonyn nhw. Hefyd, does dim angen i chi ddarllen y llyfr hwn mewn ffordd draddodiadol – bodiwch drwy'r tudalennau nes gwelwch chi lythyr sy'n apelio. Dwi'n credu'n gryf fod llythyrau yma a fydd yn helpu gan eu bod nhw wedi fy helpu i hefyd. Efallai y bydd rhai'n sbarduno meddyliau annymunol gan nad yw'r llythyrau'n cuddio pa mor boenus yw iselder. Mae rhai'n rhoi cyngor sy'n seiliedig ar yr hyn sy'n gweithio iddyn nhw – rhowch gynnig ar y darnau sy'n apelio atoch a gweld beth sy'n gweithio; mae adferiad yn gasgliad parhaus o adnoddau i roi cynnig arnyn nhw.

Gofalwch amdanoch chi'ch hun a chofiwch, da chi, fod y

llythyrau hyn wedi'u hysgrifennu atoch CHI gan bobl sydd yn gwella ac, fel y dywed un o'r llythyrwyr, rydyn ni i gyd yn eich cefnogi chi gant y cant.

Rhwng y llythyrau, rydyn ni wedi cynnwys dyfyniadau am iselder dwi wedi'u hysgrifennu. Os yw'ch gallu chi i ganolbwyntio'n dirywio'n ofnadwy, ein gobaith yw y bydd y llinellau byr hyn yn helpu nes y byddwch chi'n gallu darllen y llythyrau.

Os ydy'r llythyrau hyn wedi eich helpu a'ch ysbrydoli, efallai y byddwch chi am ysgrifennu eich llythyr eich hun; ewch i www.therecoveryletters.com i weld yr holl fanylion, ac edrychwn ymlaen at glywed gennych chi.

Llyfr i'w gadw gyda chi yw hwn; gadewch iddo fod yn gydymaith i chi, yn y car, yn eich bag pan fyddwch chi'n mynd ar wyliau, wrth eich gwely fel ei fod yno pan fyddwch chi'n deffro am 4 o'r gloch y bore.

Erbyn hyn, pan fydda i'n dod ar draws rhywbeth pwysig mewn llyfrau, dwi'n plygu cornel y dudalen; gwnewch chithau hynny hefyd. Llyfr i'w ddefnyddio yw hwn; tanlinellwch frawddegau sy'n golygu rhywbeth i chi, rhowch gylch o gwmpas darnau o destun gyda'ch hoff ysgrifbin, marciwch y tudalennau sy'n agos at eich calon; gwnewch y llyfr yn ystyrlon, gwnewch y llyfr yn eiddo i chi.

Eich llyfr chi yw hwn.

James Withey

YSGRIFENNU LLYTHYRAU: THERAPI CYNNIL

Olivia Sagan

Fel plentyn, roeddwn i'n gwybod eisoes bod ysgrifennu'n rhyw fath o hud a lledrith. Trodd sgriblo cynnar yn eiriau bach a ddaeth yn hirach ac yn eiriau lluosill; chwyddodd brawddegau'n ymadroddion a pharagraffau; gweddnewidiodd syniadau digyswllt yn gerddi, straeon, cofnodion dyddiadur a llythyrau: *Annwyl fi* – pan nad oeddwn i'n teimlo'n ddim byd tebyg i annwyl.

Mae ysgrifennu wedi bod gyda mi (ac ar adegau yn fy erbyn i) wrth i mi dyfu ac ymdopi â thristwch, colled, iselder a dryswch. Dyma'r cydymaith ffyddlon symlaf, ond mwyaf cymhleth. Yn ddiweddarach, wrth i mi weithio fel cwnselydd, roedd yn cynnig adnodd i helpu eraill pan nad oedd modd dweud pethau ar lafar; roedd yn rhoi ffordd ymlaen pan oedd ofn na ellid byth dynnu gair a lefarwyd yn ôl. Fe wnes i wylio pobl yn ysgrifennu llythyrau na fydden nhw byth yn eu hanfon; ysgrifennu llythyrau i'w llosgi ar unwaith; ysgrifennu llythyrau i'w selio a'u cadw tan rywbryd eto. I rai pobl, drwy ysgrifennu llythyr at y sawl a anafwyd, y tramgwyddwr, yr anwylyd a gollwyd neu'r un y dyhëwyd amdano, fe'u symudwyd ryw fymryn oddi wrth boen ddofn, ddisymud tuag at ddechrau rhywbeth y tu hwnt i hynny. Gall llythyrau ddechrau proses o'n llacio o dywarchen ein trallod, fel y gwanwyn yn y caeau, boed y derbynnydd yn bodoli ai peidio, waeth a ydyn nhw'n cael eu hanfon neu eu derbyn, waeth a ydyn nhw aton ni ein hunain neu at ran ohonon ni.

A ninnau yng nghanol yr 21ain ganrif, y gair print yw popeth, fel na fu erioed o'r blaen. Nid llifeiriant dyddiol o eiriau mohono mwyach ond llifeiriant o eiliad i eiliad drwy ddyfeisiau nad ydym byth yn eu diffodd. Mae geiriau yn ein taro ac yn gwasgaru, yn cael eu lledaenu drwy ffrydiau newyddion, blogiau, flogiau, rhwydweithiau cymdeithasol byrhoedlog, fforymau ar-lein ac e-byst, atodiadau, y PDF slic, y PowerPoint cysglyd, yr e-lyfr. Rydyn ni'n dal i adnabod ysgrifennu fel rhyw fath o hud ac mae'r alcemi yn ein hudo yn dragwyddol. Mae hud ysgrifennu yn ein hesmwytho, ein dyrchafu a'n cysuro ac mae ei nodweddion therapiwtig wedi hoelio sylw llawer o bobl ers amser maith (Greenhalgh a Hurwitz, 1998).

Mae wedi'i ddangos bod gan ysgrifennu hanes maith mewn lleoliadau iechyd meddwl, hyd yn oed pan nad oedd croeso iddo neu pan oedd wedi'i wahardd yn llwyr. Un darn o dystiolaeth o blith llawer yw hanes teimladwy Agnes Richter gan Gail Hornstein (2009). Roedd Agnes yn byw mewn gwallgofdy yn oes Fictoria a llafuriodd yn ofalus i bwytho testun hunangofiannol i bob modfedd o siaced a greodd o wisg y sefydliad. Mae'n tystio i'r ffordd mae pobl wedi troi drwy'r oesoedd at fynegi eu poen a'u gofid mewn ffurf ysgrifenedig, gan oresgyn rhwystrau aruthrol yn aml. Yn aml hefyd roedd yn rhaid cuddio'r geiriau a'r ysgrifau hyn, fel yn achos Roseanne yn nofel Sebastian Barry, *The Secret Scripture* (2009). Cadwodd Roseanne hanes ei bywyd, a ysgrifennwyd ar ddarnau o bapur a gafodd hi drwy chwilota mewn sbwriel, o dan estyll llawr ei hystafell mewn gwallgofdy.

Mae ymchwilwyr wedi rhoi sylw brwd i'r ymgyrch i fynegi poen meddwl, gydag arddangosiadau o werth therapiwtig ysgrifennu (Bolton, 1997; DeSalvo, 1999; Harris, 2003; Hartill, 1998; Hunt, 2000; Lepore a Smyth, 2002; Philips, Linington a Penman, 1999; Smyth a Greenberg, 2000; Ullrich a Lutgendorf, 2002). Mae James Pennebaker a'i gyd-weithwyr yn adnabyddus am astudio manteision ysgrifennu o ran ein hiechyd ac maen nhw wedi cyflwyno canlyniadau sy'n argyhoeddi (Graybeal, Sexton a Pennebaker, 2002; Pennebaker ac Evans, 2014).

Galwyd am ddefnyddio rhagor ar ysgrifennu creadigol mewn lleoliadau gofal iechyd ac am annog yr arfer hwnnw (Jones, 2003), gan bwysleisio pwysigrwydd galluogi'r awdur i ysgrifennu heb orfod plesio neb (Wright, 2003). Gall ysgrifennu gynnig safbwynt pwysig cyferbyniol ar stori; mae'r pethau rydyn ni'n eu 'gwybod' amdanon ni ein hunain, ein hanes, ein hiselder a'n poen yn cael eu dylanwadu gan naratifau dylanwadol y rhai sy'n fwy pwerus na ni ein hunain, yn enwedig y rhai a fu'n gofalu amdanon ni. Mae'r straeon rydyn ni'n eu datblygu amdanon ni'n hunain yn ein cyfyngu ni'n aml ac yn deillio o gyd-destun cymdeithasol. Felly mae'r prosesau o 'ailysgrifennu', o gael eich clywed ac o ddweud, yn gysylltiedig â syniadau o rymuso personol a brwydr gyffredin (Besley, 2002; McLeod, 1997), daliadau craidd y mudiad adferiad (Neilsen a Murphy, 2008). Mae ysgrifennu'n cynnig hunaniaeth heblaw'r un sy'n sâl, y dioddefwr, y goroeswr, y claf. Pan fyddwn yn ysgrifennu, rydyn ni'n ysgrifenwyr (King, Neilsen a White, 2013) ac efallai y gallwn gael gwared ar ein straeon a fyddai fel arall yn wenwynig ac yn rhan annatod ohonom (Sagan, 2011).

Mae hanes hirfaith gan ysgrifennu llythyrau, fel arfer ar wahân i ysgrifennu creadigol a hunangofiannol, gyda rhai'n honni mai llythyrau yw'r math hynaf o lenyddiaeth (Dawson a Dawson, 1909). Yn ôl rhai, y llythyr cynharaf yw un Atossa, brenhines a merch Cyrus Fawr, a oedd yn byw o 550 OC tan 475 OC. Mae tystiolaeth o lythyrau o'r henfyd wedi'u hysgrifennu ar fetel, ar blwm, ar fyrddau pren wedi'u gorchuddio â chwyr, ar groen anifeiliaid ac ar bapyrus. Ond prin yw'r sôn am ysgrifennu llythyrau fel gweithgaredd therapiwtig tan yr 20fed ganrif, pan ddaeth yr arfer yn fwy poblogaidd i raddau helaeth o ganlyniad i'r diddordeb ehangach yng ngwerth therapiwtig ysgrifennu a'i ddefnyddio mewn therapi naratif (White ac Epston, 1990).

Gellid ystyried therapi adrodd stori (*narrative therapy*) yn rhyw fath o 'wrth-therapi'. Trwy gloriannu arferion therapiwtig traddodiadol a barnu bod therapi'n weithgaredd gwleidyddol yn ei hanfod oherwydd ei fod yn ymwneud ag arferion sydd wedi'u pennu gan rai sydd mewn grym, mae therapi ysgrifennu stori yn ceisio ailrymuso'r 'cleient', gan ei helpu i ailysgrifennu ei fywyd. Mae ysgrifennu llythyrau wedi dod yn rhan bwysig o therapi naratif (White ac Epston, 1989, 1990), ond mae'n seiliedig ar ddamcaniaethau o sawl safbwynt seicolegol hefyd (Jolly, 2011). Fe'i defnyddir i osod profiad yng nghyd-destun amser ac i helpu'r sawl sy'n ysgrifennu i ailasesu profiadau. Felly bydd yn gyfrwng i ddeall yr ystyron rydyn ni'n eu priodoli i brofiadau. Dywedir hefyd fod ysgrifennu llythyrau yn y cyd-destun hwn yn cynorthwyo'r cof tymor byr, gan alluogi pobl i fod yn fwy gweithgar wrth benderfynu ar drefn gwybodaeth a phrofiad, ac wrth gynhyrchu straeon gwahanol am ddigwyddiadau a phrofiad (White ac Epston, 1990, t.37). Pan fyddan nhw'n cael eu hanfon, nid ar yr awduron yn unig y gwelir effaith llythyrau therapiwtig, ond ar y sawl sy'n eu cael hefyd (Wojcik ac Iverson, 1989).

Yn ogystal ag agor drws, mae'r rhyngrwyd wedi agor byd o bosibilrwydd ar gyfer ysgrifennu llythyrau am ein hiechyd meddwl, ein hiselder ysbryd a'n hadferiad. Wrth chwilio'n gyflym ar y we, gallwn weld llu o wefannau ac eitemau lle mae pobl o bob cefndir ac oedran yn dewis y llythyr fel dull o allanoli, grymuso ac ailsgriptio. Awgrymwyd eisoes efallai mai e-bost yw dyfodol anochel llythyrau therapiwtig (Moules, 2009, t.109) ac yn wir, pam lai? Gallwn weld bod ysgrifennu llythyrau'n weithgaredd gwydn a hyblyg a does dim dwywaith y bydd yr unfed ganrif ar hugain yn dyst i ffurf nesaf y llythyr.

Mae gofyn pam rydyn ni'n parhau i ysgrifennu'r llythyrau a'r negeseuon e-bost hyn yn gwestiwn diddorol, gydag ateb amlochrog nad oes modd ei archwilio'n llawn fan hyn. Ond mae rhai cliwiau yn y gwerth therapiwtig a grybwyllir uchod a'r profiad cathartig; yr ymdeimlad o gau pen y mwdwl ar hen anghydfodau, o ymladd yn ôl, o adennill eich hunan neu ran o'r hunan hwnnw, ac o ailsgriptio, yn enwedig pan fyddwch yn teimlo eich bod yn methu rheoli eich bywyd. Mae yna rymuso a dial, lleddfu awydd i allanoli a dull o angori straeon newydd sy'n hyrwyddo gweithredu personol (Paré a Majchrzak Rombach, 2003, t.202). Yn ei astudiaeth o naratifau hunangofiannol meddygol mae Aronson (2000) yn awgrymu bod y rhesymau dros ysgrifennu yn cynnwys angen mewn pobl:

i gyfathrebu ag eraill er mwyn eu helpu i ddeall y profiad o fod
yn glaf a dod i delerau â'u salwch eu hunain, rhesymau sy'n
gysylltiedig yn aml ag anghenion tebyg y claf ei hun, yn emosiynol
ac yn ddeallusol. Mae'r rhain yn cynnwys awydd i gael gwared
ar y stigma sy'n gysylltiedig â chlefydau fel iselder neu ganser.
(t.1600)

Mae'n nodi hefyd y gall 'darllen straeon cleifion helpu
meddygon i ddeall eu cleifion yn well a dysgu pethau na
fyddan nhw'n eu dysgu o werslyfrau' (t.1599).

Mae pob llythyr yn y gyfrol hon yn sôn am iselder a
ffyrdd drwyddo ac weithiau allan ohono. Drwy eu darllen,
ond nid mewn unrhyw drefn benodol, fe ddysgwn am
iselder, ei ffurfiau a'i drywyddau, cyfnodau ei afael ynom ni
a'i haenau gwahanol, ei erchyllterau a'i ofynion. Darllenwn
am strategaethau mae pobl wedi'u datblygu'n araf ac yn troi
atyn nhw mewn argyfwng, cynnwys eu storfa bersonol o
adnoddau, eu mantras a'u cynlluniau wrth gefn: *Daliwch ati i*
anadlu, dim byd mwy. Darllenwn am wrhydri – y penderfyniad
a'r dewrder llwyr o ddal ati i ddal ati.

Mae'r llythyrau'n dal i fod yn ddogfennau 'hanesyddol'
pwysig, boed yn real neu'n rhithwir, ynghylch pwy yw
rhywun, ei brofiadau, ei feddyliau a'i deimladau. Mae pob
llythyr yn ffenestr i gyflwr mewnol unigolyn. Mae pob
un yn rhoi cipolwg ar yr hyn sy'n gaeedig fel arall, neu
ddarlun ohono – weithiau'n fannau cyfyng ac annioddefol
yn naeargell iselder, 'pabell fach las' Oscar Wilde. Ac mae
pob llythyr yn cyfleu sut mae'r unigolyn yn ymwneud â'r
mannau a'r cyflyrau hyn: dod o hyd i lwybr drwyddyn
nhw, eu gwrthod, eu casáu, ymladd â nhw neu ddysgu eu

derbyn. Ac felly mae'n fraint i ni eu darllen, gan fod rhannu prosesau o'r fath â rhywun yn weithred sydd weithiau'n ddewr, weithiau'n therapiwtig, weithiau'n benstiff, ond yn ddieithriad yn weithred hael, yn y bôn.

Felly mae'r llythyrau hyn yn ffordd unigryw a phrin o ddod i adnabod rhywun arall ac wrth wneud hynny, dod o hyd i ran ohonon ni ein hunain. Fel y dywed G. Thomas Couser yn ei air i gloi am ddod i adnabod ei dad drwy lythyrau, dwi'n teimlo y bydd y darllenydd yn dod i wybod ychydig am awduron y llythyrau hyn ac yn cael ei galonogi, ei ysbrydoli, ei dawelu, ei gythruddo a'i gymell. Yn ei herthygl yn archwilio tynged llythyrau mewn llawysgrifen yn yr unfed ganrif ar hugain, mae Clare Brant (2006, t.17) yn honni bod 'yr unfed ganrif ar hugain yn dangos bod enghreifftiau clasurol o lythyrau yn wydn: mae'r llythyr mewn llawysgrifen heb golli dim o'i rym i barhau fel atgof.' Fe orffenna i gyda'i geiriau hi yn nes ymlaen yn ei herthygl:

Mae llythyrau'n parhau i fod yn rymus oherwydd eu bod yn edrych i'r dyfodol, nid dim ond oherwydd bod modd eu darllen yn syml fel dogfennau personol, nac oherwydd eu bod wedi para mor hir. Maen nhw'n profi ein bod yn fodau dynol, nid yn seiborgiaid.

Olivia Sagan

CYFEIRIADAU

Aronson, J. K. (2000). Autopathography: the patient's tale. *British Medical Journal*, 321(7276), 1599–602.

Barry, S. (2009). *The Secret Scripture*. Llundain: Penguin.

Bolton, G. (1997). *Writing Myself: The Therapeutic Potential of Creative Writing*. Llundain: Jessica Kingsley Publishers.

Besley, A. C. (2002). Foucault and the turn to narrative therapy. *British Journal of Guidance and Counselling*, 30(2), 125–43.

Brant, C. (2006). Devouring time finds paper toughish: what's happened to handwritten letters in the twenty-first century? *a/b: Auto/Biography Studies*, 21(1), 7–19.

Dawson, W. J. a Dawson, C. W. (1909). *The Great English Letter-Writers* (Cyf. 1). Llundain: Hodder & Stoughton.

DeSalvo, L. (1999). *Writing as a Way of Healing: How Telling Our Stories Transforms Our Lives*. Llundain: The Women's Press.

Graybeal, A., Sexton, J. a Pennebaker, J. W. (2002). The role of story-making in disclosure writing: the psychometrics of narrative. *Psychology and Health*, 17(5), 571–81.

Greenhalgh, T. a Hurwitz, B. (1998). Why Study Narrative? Yn T. Greenhalgh a B. Hurwitz (goln) *Narrative Based Medicine: Dialogue and Discourse in Clinical Practice*. Llundain: BMJ Books, tt.3–16.

Harris, J. (2003). *Signifying Pain: Constructing and Healing the Self Through Writing*. Albany, Efrog Newydd: State University of New York Press.

Hartill, G. (1998). The Web of Words: Collaborative Writing and Mental Health. Yn C. Hunt ac F. Sampson (goln) *The Self on the Page: Theory and Practice of Creative Writing in Personal Development*. Llundain: Jessica Kingsley Publishers, tt.47–52.

Hornstein, G. (2009). *Agnes's Jacket: A Psychologist's Search for the Meanings of Madness*. Efrog Newydd: Rodale Press.

Hunt, C. (2000). *Therapeutic Dimensions of Autobiography in Creative Writing*. Llundain: Jessica Kingsley Publishers.

Jolly, M. (2011). What I never wanted to tell you: therapeutic letter writing in cultural context. *Journal of Medical Humanities*, 32(1), 47–59.

Jones, A. (2003). Poetry, creative writing and therapy. *Healthcare Counselling and Psychotherapy Journal*, 3(3), 44–6.

King, R., Neilsen, P. a White, E. (2013). Creative writing in recovery from severe mental illness. *International Journal of Mental Health Nursing*, 22(5), 444–52.

Lepore, S. J. a Smyth, J. M. (goln) (2002). *The Writing Cure: How Expressive Writing Promotes Health and Emotional Well-Being*. Washington, DC: American Psychological Society.

McLeod, J. (1997). *Narrative and Psychotherapy*. Llundain: Sage.

Moules, N. J. (2009). The past and future of therapeutic letters: family suffering and healing words. *Journal of Family Nursing*, 15(1), 102–11.

Neilsen, P. a Murphy, F. (2008). The potential role of life-writing therapy in facilitating 'recovery' for those with mental illness. *M/C Journal*, 11(6). journal.media-culture.org.au/index.php/mcjournal/article/view/110, gwelwyd 22 Hydref 2019.

Paré, D. A. a Majchrzak Rombach, M. A. (2003). Therapeutic Letters to Young Persons. Yn C. F. Sori ac L. Hecker (goln) *The Therapists' Notebook for Children and Adolescents*. Binhampton, Efrog Newydd: Haworth Press, tt.199–203.

Pennebaker, J. ac Evans, J. (2014). *Expressive Writing: Words That Heal*. Enumclaw, Washington, UDA: Idyll Arbor.

Philips, D., Linington, L. a Penman, D. (1999). *Writing Well: Creative Writing and Mental Health*. Llundain: Jessica Kingsley Publishers.

Sagan, O. (2011). Interminable knots: hostages to toxic stories. *Pedagogy, Culture and Society*, 19(1), 97–118.

Smyth, J. M. a Greenberg, M. A. (2000). Scriptotherapy: The Effects of Writing About Traumatic Events. Yn P. R. Duberstein a J. M. Masling (goln) *Psychodynamic Perspectives on Sickness and Health*. Washington, DC: American Psychological Association, tt.121–54.

Ullrich, P. M. a Lutgendorf, S. K. (2002). Journaling about stressful events: effects of cognitive processing and emotional expression. *Annals of Behavioral Medicine*, 24(3), 244–50.

White, M. ac Epston, D. (1989). *Literate Means to Therapeutic Ends*. Adelaide: Dulwich Centre.

White, M. ac Epston, D. (1990). *Narrative Means to Therapeutic Ends*. Efrog Newydd: W.W. Norton & Co.

Wojcik, J. V. ac Iverson, E. R. (1989). Therapeutic letters: the power of the printed word. *Journal of Strategic and Systemic Therapies*, 8(2–3), 77–81.

Wright, J. (2003). 'Writing therapy' and research: stuck in the swamp between practice and...? *Journal of Critical Psychology, Counselling and Psychotherapy*, 31, 1–8.

Y LLYTHYRAU

Nid iselder ydych chi,
chi ydych chi
ac mae'ch hanfod chi
heb fynd.

ODDI WRTH CLARE

Annwyl Chi,

Ar hyn o bryd mae'n siŵr nad ydych chi'n meddwl y byddwch chi byth yn teimlo'n well. Mae'r syniad y gallai unrhyw beth helpu mewn gwirionedd yn ymddangos yn chwerthinllyd – gobaith dibwrpas. Dydy ffrindiau ddim yn deall pam na allwch chi weld o gwbl na fyddwch chi'n hapus byth eto. Mae fel pe baech chi mewn bydoedd gwahanol – neu ar ynysoedd gwahanol.

Dwi'n ysgrifennu o ynys hapusach nawr. Mae awyr las glir a môr disglair yma. Wrth gwrs mae'n dywyll, yn oer ac yn ddiflas weithiau, ond galla i gofio sut mae'r haul yn teimlo yma. Galla i ddychmygu teimlo'n hapus hyd yn oed pan mae pethau'n anodd.

Ond – os ydych chi'n debyg i mi – doedd eich ynys chi o iselder ddim yn llygad yr haul. Mae niwl tywyll wedi chwyrlïo o'i chwmpas ers y cychwyn cyntaf sy'n adlewyrchu ac yn chwyddo meddyliau negyddol nes eu bod yn eich mygu a chithau'n ildio iddyn nhw.

Pan fyddwch chi yno mae'n teimlo fel petaech chi wedi bod yno erioed. Rydych chi'n anghofio i chi fod yn hapus ryw dro. Rydych chi'n anghofio sut deimlad yw hapusrwydd. Ac os ydych chi wedi anghofio hynny, sut allwch chi gredu y byddwch chi'n ei deimlo eto? Dim ond gair yw hwn heb unrhyw gysylltiad emosiynol â'ch meddwl.

Mae'n anodd ymddiried yn rhywbeth na allwch chi ei deimlo. Mae credu ym modolaeth pethau a fydd yn helpu – y byddwch chi'n teimlo'n well mewn ffyrdd na allwch chi eu dychmygu nawr – yn aruthrol o anodd.

Dyna pam mae angen negeseuon arnoch o'r ynys fwy heulog. Cardiau post i ddweud wrthych chi – rywsut – y byddwch chi'n ôl yno eto. Llythyrau i'ch atgoffa o'r hyn sy'n helpu.

Felly hyd yn oed os nad ydych chi'n credu y byddwch chi byth yn teimlo cynhesrwydd ar eich croen eto, ceisiwch fod yn dyner â chi'ch hun. Yn aml mae iselder yn gwrthdroi ein cymhelliant. Mae'n rhaid i chi ddechrau gwneud rhywbeth er mwyn cael cipolwg ar sut all hyn helpu.

Mae'n anodd. Yn rhesymegol efallai y byddwch chi'n gwybod bod mynd allan o'r tŷ yn helpu, ond yn emosiynol does gennych chi ddim byd. Ond unwaith y byddwch chi'n dechrau, byddwch chi'n dechrau cofio'n raddol bach sut beth yw hwyliau gwell.

Mae ymarfer corff yn helpu. Cysgwch yn dda ac yfwch lai o alcohol. Ysgrifennwch bethau ar bapur a siaradwch â phobl o'ch cwmpas. Gofynnwch am help pan fydd ei angen arnoch ac (yn anoddaf oll) ceisiwch gredu nad iselder yw'r unig beth a fu erioed, ac a fydd eto. Mae dyddiau gwell yn bod, hyd yn oed os ydyn nhw'n teimlo ar goll mewn trwch o niwl ar hyn o bryd.

Ac ysgrifennwch atoch chi'ch hun, pan fyddwch chi'n teimlo'n dda. Atgoffwch eich hun sut rydych chi'n teimlo pan fydd pethau'n mynd yn dda. Ceisiwch ddisgrifio'r teimladau cadarnhaol a gobeithiol, y pethau sy'n rhoi pleser i chi a'r pethau rydych chi'n edrych ymlaen atyn nhw. Ceisiwch gydnabod na fydd yr hunan hwnnw sydd ag iselder yn gallu dychmygu dim o'r pethau hyn ond atgoffwch e, fel o'r blaen, fod pethau wedi newid ac wedi gwella. Atgoffwch e i ddal ati ac i ymddiried.

Mae gwneud hynny'n fy helpu i wybod sut i dreulio'r rhan fwyaf o fy mywyd mewn man lle dwi'n gwybod sut deimlad ydy bod yn yr heulwen. Gobeithio y bydd yn eich helpu chi hefyd.

Wela i chi'n fuan,

Clare

ODDI WRTH ANDREW

Annwyl Chi,

Os ydych chi'n brwydro yn erbyn iselder ac yn meddwl am eich lladd eich hun, mae'n siŵr eich bod chi'n teimlo'ch bod chi ar eich pen eich hun ar hyn o bryd.

Os ydych chi'n debyg i mi, mae'n siŵr eich bod chi'n ofnus, bod popeth yn ymddangos yn ddryslyd ac fel pe na bai gobaith o adferiad. Efallai eich bod chi'n teimlo ar goll, fel pe na baech chi'n gwybod pwy ydych chi nac i ble rydych chi'n perthyn. Mae'n siŵr bod rhan ohonoch yn teimlo'n ddig tuag at y salwch ac efallai atoch chi'ch hun hyd yn oed.

Mae meddwl am fyw bob dydd yn rhy anodd, mae'r syniad o ddeffro yfory a mynd drwy hynny i gyd eto yn ymddangos yn annioddefol. Mae adegau wedi bod pan oedd hi'n ymddangos nad oedd dianc, mai hunanladdiad oedd yr unig ddewis a oedd yn weddill, ond rydyn ni'n dau yma o hyd. Rydyn ni'n dal i fod yn fyw, rydyn ni'n dal i ymladd, ac rydyn ni'n dal i fod yn ceisio gwneud pethau'n well.

Gwrandewch arna i: rydych chi wedi llwyddo i gyrraedd heddiw. Dylech chi deimlo'n falch o hynny.

Pan fydda i'n meddwl am fy lladd fy hun, daw teimladau enfawr o euogrwydd a chywilydd i fy mhen i hefyd. Efallai eich bod chi'n edrych ar bobl eraill, ar sefyllfaoedd eraill o bedwar ban byd, ac yn meddwl, 'Pam ydw i'n teimlo'n wael? Mae pethau cymaint gwaeth yn digwydd i'r holl bobl eraill hyn, ond maen nhw'n gallu ymdopi, maen nhw'n gallu bod yn hapus.' Dyna sut roedd hi i mi, ac oddi yno y daeth yr euogrwydd a'r cywilydd.

Mae'n rhaid i chi roi'r gorau i gymharu'ch hun â'ch barn chi am bobl eraill. Mae'n anodd pan fydd pawb yn ymddangos yn hapus, ond dydych chi byth yn gwybod beth mae pobl yn ei deimlo go iawn. Cymharu'ch hun ag eraill yw'r peth gwaethaf y gallwch chi ei wneud. Mae eich sefyllfa'n unigryw i chi. NID eich bai chi yw'r ffaith nad ydych wedi datblygu'r gallu i ymdopi â rhai sefyllfaoedd. NID eich bai chi yw hi eich bod chi'n teimlo fel rydych chi. NID eich bai chi yw'r holl sefyllfa. Rydych chi'n sâl, dyna'r oll, a gyda chefnogaeth byddwch chi'n iach unwaith eto, dwi'n addo.

Daliwch ati i anadlu.

Gwnaeth iselder i mi deimlo'n wan, yn gorfforol ac yn feddyliol. Fe wnaeth i mi deimlo fy mod yn fethiant, ond y gwir yw na allai dim fod ymhellach oddi wrth y gwirionedd. Cael y meddyliau hyn, ymladd â chi'ch hun a'r ysfa mae iselder yn gwneud i chi ei theimlo, llwyddo i fynd drwy'r diwrnod wrth ymdopi â'r salwch hwn, yw'r peth cryfaf y gall unrhyw un ei wneud a dylech fod yn hynod o falch eich bod chi yma. Mae gennych chi fwy o gryfder a dewrder nag yr ydych chi'n ei sylweddoli ac rydych yn dangos hynny bob dydd, dim ond trwy gyrraedd yfory.

Fe allwch chi wella. Fe fyddwch chi'n gwella.

Daliwch ati i anadlu.

Os oes un peth y mae angen i chi ei wybod, y ffaith nad ydych chi ar eich pen eich hun yw hynny. Dydych chi byth ar eich pen eich hun. Efallai eich bod yn meddwl eich bod chi, ond y salwch sy'n dweud hynny wrthych chi ac mae hynny'n gelwydd. Y gwir amdani yw bod miliynau ohonon ni'n bod, pawb yn dioddef rhyw amrywiad neu'i gilydd ar yr un salwch. Mae natur y salwch hwnnw yn ei gwneud hi'n anoddach sôn amdano ond pan fyddwn ni'n gwneud hynny, rydyn ni'n rhoi'r ergyd gyntaf i gythraul iselder.

Siaradwch â rhywun, da chi.

Rydych chi'n haeddu gwella.

Rydych chi'n haeddu bod yn hapus.

Dwi'n credu y gallwch chi ddod dros hyn.

Dwi'n credu y byddwch chi'n dod dros hyn.

Dwi'n credu ynoch chi.

Andrew

ODDI WRTH MATT

Annwyl Chi,

Galla i gydymdeimlo â sut rydych chi'n teimlo. Mae'n wirioneddol uffernol, yn dydi?

Roeddwn i'n teimlo felly sbel yn ôl ac roeddwn i'n meddwl nad oedd dim dianc – profiad brawychus a dychrynllyd iawn. Ond fe wellais i ac ymhen amser fe fyddwch chi'n gwella. Gallwn ysgrifennu llawer ond dydw i ddim eisiau swnio'n annidwyll neu esgus bod yr atebion i gyd gen i, felly llythyr byr fydd hwn.

Mae'r hyn a ddysgais i ar y llwybr a aeth â fi oddi wrth iselder, gorbryder a gofid i fod yn fi fy hun eto wedi gwneud i mi deimlo'n wylaidd. Fe wnes i gyfarfod â rhywun sydd bellach yn ffrind da imi a oedd hefyd yn dioddef ar y pryd. Dywedodd wrtha i, 'Rhaid i ti ymddiried yn y daith.' Gwnaeth hyn i mi grio gan rwystredigaeth ond wrth edrych yn ôl, penderfynais ei ddefnyddio fel ysbrydoliaeth ym mhopeth a wnawn i – gadael y tŷ, siarad â phobl, mynd i'r car, mynd yn ôl i weithio, mynd i redeg, tynnu llun, mynd â'r ci am dro a bod yn dawel mewn ystafell ar fy mhen fy hun. Dysgais ymddiried ynof i fy hun eto a byddwch chithau'n dysgu hefyd.

Alla i ddim crynhoi'r ffyrdd diddiwedd o ddisgrifio uchafbwyntiau ac isafbwyntiau ein teimladau a bydd eraill yn gwneud hynny'n llawer gwell na mi. Fodd bynnag, dwi'n gobeithio y bydd darllen y geiriau hyn yn eich helpu chi i wybod bod llawer o bobl yn deall beth rydych chi'n ymdopi ag e a sut fyddwch chi'n llwyddo i ddod drwyddi yn gryfach mewn ffyrdd y mae'n anodd eu dychmygu ar hyn o bryd.

Yn gywir,

Matt

ODDI WRTH LORNA

Annwyl Chi,

Nid gwendid yw iselder. Dwi ddim yn disgwyl i chi gredu hynny ar hyn o bryd; cymerodd flynyddoedd lawer i mi gredu hynny, ond mae'n wir.

Mae pen draw i'r hyn y gall pob un ohonom ni ymdopi ag e, waeth pa mor gryf rydyn ni. Nid gwendid yw hynny, mae'n normal. Bodau dynol ydyn ni, nid peiriannau.

Ar ôl i mi dderbyn o'r diwedd nad oeddwn i'n wan am fy mod i'n teimlo fel roeddwn i, roedd llygedyn o olau. Doeddwn i ddim yn ddi-werth, yn wan, yn bathetig nac yn dda i ddim.

Efallai y daw eich llygedyn chi o oleuni o rywle arall, ond dwi'n credu y daw.

Dwi ddim yn gwybod sut mae'ch iselder chi'n ei amlygu ei hun, ond dwi'n gwybod pa mor frawychus a dryslyd mae'r teimladau a ddaw yn ei sgil yn gallu bod.

Dydych chi ddim ar eich pen eich hun, er fy mod i'n amau mai felly'n union y mae'n teimlo.

Mae iselder yn wych am ynysu. I mi, roedd yr unigedd hwnnw'n dwysáu'r teimladau erchyll. Chwiliais am help sawl gwaith ond roedd yn flynyddoedd lawer cyn i mi ei gael. Mae'n anodd disgrifio'r gwahaniaeth y mae wedi'i wneud.

Gobeithio hefyd y gallwch chi ddod o hyd i'r hyn sydd ei angen arnoch i'ch helpu i ddod o hyd i'ch ffordd eto.

Fydda i byth yn cwrdd â chi, yn clywed gennych chi nac yn gwybod beth yw'ch enw ond dwi'n cerdded gyda chi.

Cymerwch ofal.

Lorna

ODDI WRTH MIRIAM

Annwyl Chi,

Dwi'n ysgrifennu'r llythyr hwn i roi gwybod i chi fy mod i gyda chi gant y cant.

Mae iselder ysbryd yn llesgáu. Dwi'n gwybod, oherwydd fy mod i wedi bod drwy'r profiad – ddwywaith. Un o'r teimladau gwaethaf i mi oedd na fyddwn i byth yn gwella a waeth faint o weithiau y byddai fy ffrindiau a'm teulu yn fy annog i, doeddwn i ddim yn gallu eu credu nhw. Efallai'ch bod chi'n teimlo'r un fath. Dwi'n brawf y gall rhywun ddod i'r lan yn fuddugoliaethus o ddyfnder anobaith. Mae'n gofyn am lawer o waith caled – ymdrech doeddwn i ddim yn gwybod ei bod hi'n bosib o gwbl. Yn llythrennol, fe rois i'r naill droed o flaen y llall. Mae pobl yn defnyddio'r term hwnnw mewn ffordd ffwrdd â hi, ond does ganddyn nhw ddim syniad beth mae hynny'n gallu ei olygu mewn gwirionedd. Gall pobl sy'n dioddef neu sydd wedi dioddef o iselder, chi, fi, werthfawrogi ei ddiffiniad go iawn.

Roedd ambell beth allweddol yn fy adferiad. Un o'r camau cyntaf a gymerais oedd creu rhywfaint o drefn i'r dydd, fel bod gen i rywle i fynd yn y bore. Roeddwn i'n gwirfoddoli yn yr ysgol lle'r oeddwn i'n arfer gweithio. Er i hynny fy helpu i wella, gweithio yno oedd un o'r pethau anoddaf i mi eu gwneud erioed, oherwydd bod y bobl yno'n gyfarwydd â mi ac roeddwn i'n hunanymwybodol iawn y bydden nhw'n gweld bod rhywbeth o'i le.

Roedd ymarfer corff yn rhan annatod arall o fy amserlen. Yn aml, byddwn i'n fy llusgo fy hun i'r gampfa, gyda fy owns olaf o gymhelliant. Fel arfer, byddwn yn teimlo'n fwy tawel fy meddwl wedyn ac yn falch fy mod wedi cyflawni'r gamp hon. Wrth gwrs, roedd meddyginiaeth a therapi, therapi ymddygiad gwybyddol yn benodol, yn amlwg yn fy adferiad hefyd.

Efallai na fyddwch chi'n gallu gwneud popeth wnes i ac mae hynny'n iawn. Mae adferiad yn cymryd amser. Ar un adeg pan oeddwn i'n teimlo'n ddiamynedd, dywedodd fy seiciatrydd wrtha i fod gwella o iselder fel glaswellt yn tyfu. Mewn geiriau eraill, mae'n cymryd amser. Efallai na fyddwch chi'n gallu gweld y glaswellt yn tyfu, ond y peth pwysig yw ei fod yn tyfu.

Efallai'ch bod chi'n dal i fod yn y cyfnod pan nad ydych chi am godi o'r gwely. Dwi wedi bod yn y sefyllfa honno. Mae adferiad yn gydbwysedd rhwng gwthio'ch hun ac ar yr un pryd bod yn amyneddgar ac yn dosturiol wrthych chi'ch hun. Cadwch bobl gefnogol o'ch cwmpas. Roeddwn i'n ffodus bod fy rhieni yno yn fy sbarduno i yn fy mlaen. Bob tro y byddwn i'n cyflawni her, fel teithio pellter arbennig, byddai fy nhad yn rhoi rhicyn arall ar fy ngwregys. Rydyn ni'n chwerthin am hynny hyd heddiw.

Ar hyn o bryd efallai fod hyn yn swnio'n hurt, ond ryw ddydd, efallai y byddwch chi'n gallu gweld y profiad llethol hwn fel digwyddiad cadarnhaol sy'n newid bywyd ac sydd wedi eich gwneud chi'n berson dyfnach, mwy tosturiol sy'n teimlo'r byd mewn ffordd fwy cynnil a hardd.

Dwi wedi cael profiad o rai o'r heriau rydych chi'n eu

hwynebu ac mae'n bosib eu goresgyn yn fuddugoliaethus. Os ydych chi'n teimlo'n ddigalon, cofiwch fy mod i gyda chi gant y cant.

Pob lwc,

Miriam

ODDI WRTH NATALIE

Annwyl Chi,

Dwi'n gwybod yn rhy dda o lawer am y teimladau o anobaith llwyr a hunangasineb sy'n cyd-fynd ag iselder. Dwi'n gwybod sut beth yw gorwedd yn effro yn y nos yn teimlo bod eich pen chi'n mynd i ffrwydro oherwydd bod popeth sydd wedi'ch poeni chi erioed, popeth gwael a ddywedwyd amdanoch chi a phopeth y dylech fod wedi'i wneud yn chwyrlïo rownd a rownd yn ddi-baid.

Dwi'n gwybod sut deimlad yw byw gyda chalon sydd mor drwm mae bron yn eich mygu a llygaid sy'n gwrthod crio. Dwi'n adnabod y teimlad o anobaith llwyr pan fyddwch chi'n ymbil ar y byd i roi cyfle i chi neu ffordd drwy'r diffeithwch i chi, pilsen hud neu rywbeth tebyg. Ond wedi dweud hynny, dwi'n gwybod hefyd sut deimlad yw torri drwy'r weiren bigog roeddwn i wedi fy nal ynddi, dringo o'r twll tywyll roeddwn i'n byw ynddo a oedd yn llawn dicter, chwerwder a bai a dechrau teimlo gwres yr haul yn treiddio i fy nghroen am y tro cyntaf ers amser maith.

Waeth pa mor hir rydych chi wedi bod yn y twll hwnnw, pa mor ddwfn yw'r twll neu mor anobeithiol y mae ceisio dringo ohono yn ymddangos, dwi'n brawf byw bod hyn yn bosib. Chymerais i ddim unrhyw bilsen hud a wellodd fy iselder a fy ngorbryder, er bod y meddyginiaethau iawn yn cyfrannu at fy adferiad.

Y sbardun ar gyfer penderfynu na fyddai iselder yn fy rheoli oedd y syniad fy mod i'n ddigon da mewn gwirionedd. Roeddwn i'n ddigon teilwng i fyw bywyd hapus a llwyddiannus a oedd yn rhoi boddhad. I mi mae adferiad yn beth dyddiol, mae'n rhaid i mi weithio ar hynny o hyd. Dwi'n ceisio cadw'r athroniaeth nad yw un diwrnod gwael yn golygu bod gen i fywyd gwael. Dysgais werthfawrogi'r pethau llai nad oeddwn i wedi sylwi arnyn nhw erioed o'r blaen ac fe ddysgais i fod bywyd yn hapusach wrth fod yn optimist yn hytrach nag yn besimist. Sylweddolais nad yw anghydbwysedd cemegol sy'n achosi i mi deimlo'n isel fy ysbryd yn dweud dim byd amdana i mewn gwirionedd, alla i wneud dim byd yn ei gylch, ond galla i 'nghodi fy hun uwch ei ben.

Dwi ddim mwyach yn ferch fach ofnus ac anobeithiol sy'n beio eraill am ei hanawsterau. Dwi'n unigolyn cryf, annibynnol, galluog a phrydferth sy'n digwydd bod â salwch meddwl. Fe ddewisais wneud y gorau o fy sefyllfa fel yr oedd hi a cheisio'i defnyddio mewn ffordd a fyddai o fudd i mi ac i eraill.

Dwi'n dysgu fy ngharu fy hun am bopeth ydw i a phopeth nad ydw i. Dwi'n dysgu ei bod hi'n iawn bod yn wahanol a dwi'n dysgu sut i 'ngwerthfawrogi fy hun. Dwi'n dysgu derbyn yr hyn dwi'n methu ei newid ac yn ei groesawu.

Yn fy marn i, y cam cyntaf tuag at adferiad yw penderfynu gwneud hynny. Gwerthfawrogi eich hun a rhoi diwedd ar ymddygiad hunanddinistriol. Amgylchynu eich hun â dylanwadau cefnogol a chariadus a chael gwared ar y rhai negyddol. Byddwch yn garedig tuag atoch chi'ch hun, siaradwch â chi'ch hun fel y byddech chi â rhywun rydych chi'n ei garu a pheidiwch â gadael i gyfnodau anodd eich digalonni, oherwydd maen nhw'n mynd i ddod. Os oes angen meddyginiaeth arnoch chi, mae hynny'n iawn a dydy hynny'n ddim i fod â chywilydd ohono. Brwydr dros eich lles chi'ch hun yw adferiad ac mae'n un y gallwch chi ei hennill.

Dwi'n credu y gallwch chi wneud hyn oherwydd eich bod yn rhywun arbennig ac mae angen i'r byd wybod pwy ydych chi.

Llawer o gariad,
Natalie

ODDI WRTH PAUL

Annwyl Chi,

Dwi'n gwybod na allwch chi ganolbwyntio am amser maith ar hyn o bryd a bod eich meddwl chi yn rhywle arall, felly os mai dim ond un peth y byddwch chi'n ei gofio o'r llythyr hwn, cofiwch hyn – mae'r dyfodol yn fwy disglair nag y mae'n ymddangos.

Sut ydw i'n gwybod hyn? Wel, mae'r fantais gen i o fod yn ysgrifennu hyn bron tair blynedd ymlaen yn eich dyfodol chi. Credwch chi fi, mae'n lle gwell. Yn gorfforol, yr un lle yw hwn, felly peidiwch â phoeni, does dim newid aruthrol. Ond yn feddyliol, mae'n fyd gwahanol.

Er nad ydych chi'n edrych ymlaen at ddim byd ar hyn o bryd, bydd hynny'n newid.

Wyddoch chi'r cur pen hwnnw rydych chi'n ei gael bob dydd? Fydd e ddim yn para am byth – na'r blotiau coch ar eich croen na'r anhwylderau eraill.

Wyddoch chi'r hwyliau deifiol o ddu a'r pyliau o ddicter a'r anniddigrwydd sy'n eich poeni chi? Bydd llai ohonyn nhw a mwy o fwlch rhyngddyn nhw. Wyddoch chi'r diffyg egni neu frwdfrydedd llwyr? Peidiwch â phoeni, fe gewch chi'ch brwdfrydedd a'ch asbri yn ôl. Bydd y methu cysgu yn pylu hefyd.

Felly pa gyngor alla i ei roi i chi? Cryn dipyn, pan fydda i'n meddwl amdano, ond mae'n rhaid i chi fod yn barod i'w dderbyn felly arhoswch am ddiwrnod pan fyddwch chi'n teimlo'n fwy effro a pharod i dderbyn.

Felly dyma fy ngair cyntaf i o gyngor. Dwi'n gwybod eich bod chi eisiau dod oddi ar y feddyginiaeth honno cyn gynted â phosib, ond peidiwch â gosod unrhyw dargedau na rhuthro. Dwi'n dal i gymryd y feddyginiaeth honno a dydy hynny ddim yn fy mhoeni i nawr. Digon teg, dydy peidio ag yfed alcohol am dair blynedd ddim yn swnio'n wych, ond dydych chi ddim yn gallu dal eich diod beth bynnag, felly dydy hynny'n gwneud fawr ddim gwahaniaeth. Pan fyddwch chi'n wirioneddol barod i ddod oddi ar y tabledi, cymerwch eich amser a gwnewch hynny'n iawn.

Y peth nesaf yw cwnsela. Gall y meddyg eich atgyfeirio. Gall y tabledi reoli eich hwyliau i ryw raddau ond dim ond ymdrin â symptomau fyddan nhw ar eu pen eu hunain. Mae angen i chi fynd i'r afael â'r hyn sy'n achosi eich iselder er mwyn i chi allu gwella. Gall fod yn llethol, ond mae'n werth chweil.

Dylech chi hefyd ddarllen llyfr o'r enw *Depressive Illness: The Curse of the Strong*, gan Dr Tim Cantopher. Mae'n gwybod na allwch chi ganolbwyntio am amser maith ac mae'n egluro iselder mewn ffordd y gallwch chi ei deall mewn pytiau byr.

Fe hoffwn i gynnig dau beth arall, wedyn ceisiwch gysgu ychydig neu ewch allan am ychydig o awyr iach. Ceisiwch beidio â meddwl gormod, oni bai eich bod yn meddwl am bethau rydych chi'n mwynhau eu gwneud. Mae angen i chi wneud mwy o'r rheiny.

Felly, dyma fy mherlau doethineb terfynol.

Mae'r ffordd tuag at adferiad yn un hir ac anwastad. Mae'n mynd i fyny ac i lawr fel *rollercoaster*. Ond cofiwch hyn

– rydych chi'n gwella. Mae'n araf a gall deimlo fel pe na baech chi'n mynd i unman, ond cadwch ddyddiadur o'r pethau da sy'n digwydd, teimladau cadarnhaol a chanmoliaeth gan bobl, waeth pa mor fach. Ar ddiwrnodau gwael, bydd hyn yn eich atgoffa chi nad ydych chi'n fethiant a bod byw'n werth chweil. Dysgwch o hynny a'i gredu.

Yn olaf, peidiwch â chadw iselder i chi'ch hun. Dydy hi ddim yn gyfrinach fudr. Cynhara'n y byd y byddwch chi'n agored am y peth – beth am ysgrifennu blog efallai? – cynhara'n y byd y byddwch chi'n dod o hyd i'r holl bobl eraill sydd wedi wynebu'r un peth neu sy'n ymdopi â hynny nawr.

Wna i ddim dweud, 'Codwch eich calon.' Yn sicr, wna i ddim dweud, 'Byddwch yn ddewr.' Y cyfan ddweda i yw gofalwch amdanoch chi'ch hun a byddwch mor amyneddgar â phosib.

Rydych chi'n werth y drafferth.

Paul

ODDI WRTH BARBARA

Annwyl Chi,

Dwi'n gwybod pa mor anodd yw clywed hyn, pan fydd clywed unrhyw beth yn gofyn am ymdrech trwy niwl o ddifaterwch, ond bydd pethau'n gwella.

Os yw'ch profiad chi o iselder yn rhywbeth tebyg i fy un i, ar hyn o bryd rydych chi'n ofnus, ar waelod pydew tywyll, heb unrhyw ffordd allan. Allwch chi ddim gwneud yr holl ymarfer corff yma maen nhw'n dweud wrthych byth a hefyd y bydd yn rhyddhau endorffin ac yn gwneud i chi deimlo'n well, oherwydd bod codi a gwisgo (ar ddiwrnod da) yn ddigon i'ch llethu'n lân heb sôn am ddim byd arall. Gallwch dreulio diwrnod cyfan yn gwneud dim byd, yn meddwl am ddim byd.

Bydd pobl yn gofyn i chi sut rydych chi'n teimlo. Am gwestiwn hurt. Dydych chi ddim yn teimlo dim. Os cewch eich gwthio i ateb rydych chi'n llefain. Yn llefain y glaw. Mae llawer o bethau'n gwneud i chi lefain, a phan fyddwch chi'n llefain, allwch chi ddim peidio. Beth yw diben unrhyw beth?

A ydy hynny'n swnio'n gyfarwydd? Credwch chi fi, mae hyn yn gyfarwydd i mi – dwi wedi bod yn ôl a blaen yno gydol fy mywyd fel oedolyn.

Nawr edrychwch i fyny. Yn bell i fyny, i ben uchaf eich pydew dwfn du ac fe welwch lygedyn o olau haul. Dyna'ch gobaith chi. Ac mae dwylo yno'n ymestyn i lawr. Fy nwylo i yw'r rheiny, a dwylo pawb yma sy'n gyfarwydd â'r lefel honno o anobaith. Maen nhw'n ymestyn tuag atoch chi i gyffwrdd â chi, un bod dynol yn cyffwrdd ag un arall, cyffyrddiad sy'n dweud, 'Rydyn ni yma. Rydyn ni wedi gwella, rydyn ni yma mewn golau dydd, ac un diwrnod, byddwch chi'n ôl yma hefyd. Ac nid ydym yn mynd i ddiflannu. Wnawn ni mo'ch gadael chi. Rydyn ni'n deall.'

Dwi ddim yn gwybod pa ysgol y byddwch chi'n ei dringo i fynd â chi allan o hyn – ffrindiau, cwnsela, amser, meddyginiaeth – dwi wedi'i wneud mewn sawl ffordd. Ond bob tro mae'n digwydd, daliwch ati i feddwl Mae Hynny Yn Digwydd – cefais feddyginiaeth newydd y tro yma. Roedd sgileffeithiau ofnadwy iddi i ddechrau, ond nawr dwi'n sefydlog ac yn rhydd o iselder ers blwyddyn neu ddwy. Mae hynny'n anhygoel. Efallai nad honno yw eich ysgol chi, ond fe fydd un yno. Am y tro, cofiwch amdani a'n bod ni eisiau dod â chysur a gobaith i chi. Ryw ddydd byddwch chi'n ymestyn am y gris cyntaf hwnnw a byddwch ar eich ffordd i ddyddiau gwell.

Dwi'n dymuno'n dda i chi. Dwi wrth fy modd eich bod yn ddigon cryf i ddod drwy hyn. Dyma gwtsh mawr i chi.

Barbara

ODDI WRTH CHRISTINA

Annwyl Chi,

Er nad ydyn ni wedi cyfarfod erioed, i ryw raddau mae fel edrych mewn drych. Dwi'n deall sut deimlad yw bod yn nyfnderoedd tywyll iselder. Dwi'n deall sut beth yw teimlo'n ddiobaith, na fydd pethau byth yn iawn, na fydd pethau byth yn gwella. Dwi'n deall beth yw teimlo y byddai'n well i'ch teulu'n pe na baech chi'n fyw, hyd yn oed.

Dwi yma heddiw i rannu fy stori diolch i ras Duw ac oherwydd fy system gefnogaeth anhygoel. Dwi yma heddiw gan na wnes i aros yn fud. Fe soniais am fy nheimladau a fy meddyliau am fy niweidio fy hun. Dwi yma heddiw gyda neges o obaith a dyfalbarhad. Dwi yma i ddweud wrthych chi y BYDD pethau'n gwella. Dwi'n addo hynny i chi ac mae'n rhaid i chi gredu hynny. Peidiwch ag aros yn fud ac ar eich pen eich hun yn eich salwch.

Fe ddes i o le tywyll iawn. Roedd pob diwrnod yn frwydr. Roedd hi'n anodd gwneud y tasgau symlaf fel newid fy nillad neu gael cawod. Roeddwn i'n ofni gofalu am fy mabi. Dylswn i fod yn fam newydd yn llawn llawenydd a hapusrwydd a doeddwn i ddim. Roedd yn ormod i mi. Roeddwn i'n llawn gorbryder am bob un dim. Roedd gen i iselder dwys.

Mae fy mam yn dioddef o iselder ac anhwylder deubegwn, felly roeddwn i'n gwybod y byddai hi'n deall. Byddwn yn ei ffonio hi'n aml ac yn dweud wrthi, 'Dwi ddim yn credu y galla i wneud hyn mwyach. Dwi wedi blino ymladd. Dwi am roi'r gorau iddi. Mae fy mab yn haeddu mam normal.' Gwnaeth i mi sylweddoli ei bod yn rhaid i mi wneud hyn a'i bod yn rhaid i mi ymladd – er mwyn fy mab – ond yn bwysicach fyth er fy mwyn i fy hun. Roeddwn i'n haeddu hynny. Roedd fy angen i ar fy mab. Roedd arno angen i mi fod yn fam iddo. Fyddai fy mab ddim yn iawn pe bawn i'n ei adael. Fi oedd yr unig berson a allai fod yn fam fel yna iddo. Allai neb arall lenwi'r lle hwnnw yn ei fywyd heblaw amdana i. Dyna oedd yn fy nghynnal.

Mae dringo allan o'r iselder yn digwydd mewn camau bach, ond mae pob cam yn bwysig ac yn hanfodol i'r broses iacháu. Boed hynny'n gwneud dim mwy na chael cawod, mynd am dro, golchi'r llestri, neu fynd â'r sbwriel allan i'r bin. Mae'r cyfan yn gwneud gwahaniaeth. Ond yn sydyn un diwrnod rydych chi'n sylweddoli eich bod chi'n canu cân rydych chi'n ei hoffi yn y car ac rydych chi'n meddwl – dwi'n dechrau teimlo'n well. Mae yna ochr arall – ochr well – ac rydych ar y ffordd i wella.

Fe fydd hyn yn digwydd i chi. Bydd. Amynedd piau hi a chymryd un cam ar y tro. Byddwch yn cyrraedd yno. Rhowch amser i chi'ch hun i wella. Mae pob diwrnod yn ddiwrnod newydd a phob diwrnod yn ddechrau newydd.

Dyma obeithio mai heddiw yw dechrau eich dechrau newydd chi. Anadlwch yn ddwfn ac ewch yn eich blaen. Mae eich angen CHI ar y bobl yn eich bywyd ac rydych CHI'n werth ymladd drosoch.

Christina

ODDI WRTH TALIA

Annwyl Chi,

Dwi wedi bod lle rydych chi nawr. Dwi'n gyfarwydd â'r anobaith a all feddiannu pob meddwl a phylu lliw diwrnod. Dwi'n cofio sut all tristwch fod yn llethol; y gall pob cam neu frathiad neu air deimlo'n boenus, yn amrwd ac yn amhosib. Ac am sbel, efallai y bydd hi'n amhosib. Mae'n iawn os na allwch chi ei wneud heddiw. Nid eich bai chi yw hynny; dydych chi ddim yn gallu dewis cael gwared arno.

Dwi'n gwybod y gall yr hwyliau hyn deimlo fel petaen nhw yn eich ynysu ac yn codi cywilydd arnoch chi. Dwi'n deall pa mor anodd yw bod yng nghanol pobl nad ydyn nhw'n gallu uniaethu â'r hyn rydych chi'n ei wynebu. Os yw'n helpu, mae llawer o bobl yn gallu gwneud hynny ac efallai y bydd gan y rhai sy'n methu uniaethu â chi y grym i'ch cyrraedd o'r ochr arall. Gadewch i'r bobl sy'n eich caru chi daflu rhaff achub atoch chi. Er y gall gymryd amser i gydio ynddi, mae'n gysur gwybod ei bod yno.

Cofiwch eiriau'r Beibl: 'Dros amser y mae'r pethau a welir.'

Bydd y rhain yn eich helpu i gofio bod yr adegau gwael yn pylu a bod yr adegau da yn werth eu gwerthfawrogi. Dwi'n gwybod na fydda i byth yn 'colli' fy iselder. Mae'n mynd a dod fel rhyw westai afreolus yn fy ymennydd. Fy ffordd i o ymdopi yw dod o hyd i strategaethau i'w gadw hyd braich. Cydiwch mewn pethau hapus a gollyngwch y pethau sy'n bygwth yr hapusrwydd hwnnw.

Rhedwch. Neu cerddwch. Neu ewch i ddawnsio'r hwla. Dwi'n gwybod y gall gymryd dyddiau neu fisoedd i deimlo'n ddigon cryf, ond pan wnewch chi, byddwch ar eich ennill.

Byddwch yn garedig wrthych chi'ch hun. Eich corff chi yw'r unig le y byddwch chi byw ynddo a'ch meddwl yw eich allwedd i ddatgloi'r byd. Er y byddan nhw weithiau'n diffygio, fyddan nhw byth yn colli eu gwerth.

Ar brydiau dwi wedi cael fy nhemtio i ramanteiddio fy iselder, gan esgus bod fy enaid arteithiedig yn rhoi i mi statws arbennig neu ddarlun craffach i mi o'r byd. Mae'r demtasiwn i wneud môr a mynydd o'r dioddefaint yno bob amser, ond dwi wedi dod i sylweddoli bod symlrwydd a heddwch yn llawer mwy deniadol na thrasiedi ac ing. Dydy hapusrwydd ddim yn beth syml i'w gyflawni ond mae trysorau bach yn bod ym mhob rhan o fywyd. Gwnewch yn fawr ohonyn nhw.

Dydych chi ddim ar eich pen eich hun a dydy'ch dioddefaint chi ddim yn eich cloi chi allan o weddill y byd. Mae iselder yn rhan o fywyd, ond cofiwch y pethau eraill i fyw ar eu cyfer sy'n disgwyl amdanoch ar ôl i'r cymylau gilio.

Byddwch yn garedig wrthych chi'ch hun. Efallai na fyddwch yn gallu rheoli sut rydych chi'n teimlo, ond rydych chi'n gryf oherwydd eich bod yn ei brofi ac yn dyfalbarhau.

Peidiwch ag anghofio breuddwydion eich plentyndod: bod yn hapus ac iach a darganfod y byd.

Fe fyddwch chi, pan fyddwch chi'n teimlo'n well.

Pob lwc, a dwi'n meddwl amdanoch.

Talia

Salwch sy'n cipio gobaith a
llawenydd yw'r salwch mwyaf
creulon ohonyn nhw i gyd, felly mae
llwyddo i gyrraedd diwedd y dydd
yn eich gwneud chi'n gryfach na
phawb.

ODDI WRTH MICHAEL

Annwyl Chi,

Yn gymharol ddiweddar, roeddwn i'n un o'r bobl hynny a oedd yn credu nad oes y fath beth ag iselder. Bod pawb yn drist o dro i dro. Ei fod yn esgus tila. Arwydd o wendid yn y rhai sy'n methu ymdopi.

Roeddwn i'n anghywir. Fel y profais i, mae'n real. Yn real iawn.

Dros gyfnod o fisoedd, cefais fy mharlysu'n llwyr. Roedd pob diwrnod yn ormod. Diffoddodd popeth yn fy nghorff.

Allwn i ddim ysgrifennu. Ac allwn i ddim meddwl, heblaw am yr ofnau a'r gorbryder a oedd yn cylchdroi yn fy mhen. Doeddwn i ddim yn gwneud dim byd â'r bobl o 'nghwmpas i. Doeddwn i ddim eisiau bod yma mwyach.

Ac wrth i mi feddwl am hynny heddiw, efallai nad 'brwydr' yw'r gair cywir. Oherwydd fy mod i'n ansicr a yw'n rhywbeth rydych chi'n ei ennill neu yn ei golli.

Ond, ar y llaw arall, efallai mai 'brwydr' yw'r gair hollol gywir.

Efallai mai ennill yw goroesi.

Efallai mai ennill yw gallu rhannu'r stori hon ag eraill ac â fi fy hun hyd yn oed.

Oherwydd fy mod i wedi goroesi.

Er na allwn i weld sut wnes i hynny, fe gyrhaeddais i rywle ymhell y tu mewn imi a dychwelyd o'r tywyllwch dwfn hwnnw, y fan honno o hunangasineb lle'r oedd popeth i'w weld yn ddibwrpas. A rhywle ar y daith honno, dwi wedi dysgu bod iselder yn rhan ohono i.

Mae eraill, fel yr awdur Dr Andrew Solomon, wedi mynd ymhellach hyd yn oed. Mae wedi dod o hyd i ffordd i fynd y tu hwnt i dderbyn ac i weld harddwch yn ei iselder:

Dwi'n credu, er fy mod yn casáu teimlo'n isel ac y byddwn i'n casáu bod yn isel eto, fy mod i wedi dod o hyd i ffordd o garu fy iselder. Dwi'n ei garu oherwydd ei fod wedi fy ngorfodi i ddod o hyd i lawenydd a chydio'n dynn ynddo. Dwi wrth fy modd oherwydd fy mod i bob dydd yn penderfynu glynu wrth y rhesymau dros fyw, weithiau'n ddewr, ac weithiau'n groes i reswm y foment. Ac yn fy marn i mae hynny'n wynfyd breintiedig.

'Caru fy iselder.' Waw. Alla i ddim dweud mai felly dwi'n ei gweld hi, er yr hoffwn i ddweud fy mod i. Dwi ddim yn ei garu. Dwi ddim yn ei hoffi hyd yn oed. Ond dwi wedi ei dderbyn. A thrwy hyn, dwi wedi dysgu mwy am bwy ydw i. Dwi'n fy adnabod fy hun yn ddyfnach a dwi'n deall bod gen i olau a thywyllwch hefyd. A'u bod i gyd yn ffitio gyda'i gilydd mewn rhyw ffordd ryfedd. Dwi'n gyfoethog o gymhleth. Rydyn ni i gyd felly. Ac mae hyn yn gwneud i mi deimlo'n fwy cyflawn.

Er fy mod i'n gobeithio na fydda i byth yn mynd drwy bwl arall, mewn rhyw ffordd ryfedd mae'r profiad o fod trwy hyn yn gwneud i mi deimlo'n fwy byw. Mae wedi fy ngorfodi i fod yn fwy ymwybodol o fy emosiynau. Dwi'n teimlo fy mod i wedi tyfu, fy mod i'n canolbwyntio'n fwy manwl ar y pethau pwysig a beth sydd o bwys i mi. Dwi wedi dysgu trwy hyn hefyd mai'r peth gorau y gallwn ni ei wneud yw bod yn agored am y peth a bod yn garedig wrth ein gilydd. Cadw golwg ar ein ffrindiau a'n hanwyliaid. Cefnogi ein gilydd. Bod yn gariadus amyneddgar. Ar yr olwg gyntaf gall hyn swnio'n ystrydebol, fel rhyw syniad Pollyanna, kumbaya. Nid felly y mae hi. Iselder neu beidio, dyna sydd wrth wraidd y mater.

Mae'n amhosib dweud faint o bobl dwi wedi bod yn agored gyda nhw am fy iselder yn ystod y blynyddoedd diwethaf a hwythau wedi dweud wrtha i wedyn eu bod nhw wedi bod drwyddo hefyd neu'n cael anhawster gydag e. Maen nhw'n ofalgar ac yn llawn empathi, oherwydd eu bod nhw'n gwybod sut beth yw iselder.

Ac nid dim ond pobl eraill ag iselder, ond ffrindiau sy'n deall yr angen am amynedd, caredigrwydd a chariad. Pobl sy'n gwybod na allan nhw ddweud wrthych chi, 'bydd yn hapus', 'mwynha dy fywyd' neu 'dere 'mlaen, anghofia am hynny'. Pobl sy'n aros gyda chi, sy'n ymestyn atoch yn gyson, hyd yn oed pan fyddwch chi'n ymddangos fel pe baech chi'n diflannu.

Mae hynny wedi bod yn gysur anhygoel. Dwi'n gwybod nad ydw i ar fy mhen fy hun, bod eraill wedi bod trwy'r un peth yn union, wedi teimlo'r un teimladau.

Mae'r profiad yma wedi 'ngwneud i'n fwy sensitif ac ymwybodol hefyd o'r boen sydd ar ein hysgwyddau ni i gyd.

Pawb. Mae pawb ohonom yn cario poen. Mae pawb ohonom yn cario tristwch. Mae pawb ohonom yn teimlo'n ddryslyd. Mae pawb ohonom yn cael anhawster.

Mae bod yn sensitif i boen ac i anghenion pobl eraill yn

gwneud i mi deimlo'n fwy dynol. Mae'n gwneud i mi deimlo'n fwy cysylltiedig â'r byd; nid yn llai cysylltiedig.

Pan fyddwch chi'n meddwl am y peth, mae hynny'n wirioneddol anhygoel. Oherwydd bod y teimlad hwnnw o gysylltiad yn wrthgyferbyniad llwyr i unigrwydd.

Mae'r ffaith bod y teimlad hwn yn gallu tarddu o boen ac unigrwydd eithaf iselder yn destun gobaith, yn bywiogi ac yn amhosib o flasus. Peidiwch byth ag anghofio hynny.

Michael

ODDI WRTH JEMMA

Annwyl Chi,

Dwi ddim yn mynd i ofyn sut ydych chi. Dwi'n cofio'r teimlad hwnnw'n rhy dda. Welwch chi, ddeunaw mis yn ôl, chi oeddwn i. Dwi'n cofio'r artaith a'r llifeiriant o deimladau. Ond dyna'r cyfan yw e nawr, atgof. Dwi'n gwybod, fyddwn i ddim yn fy nghredu i chwaith.

Mae'n anodd credu a dychmygu amser y tu hwnt i'r boen yma. Ond dwi'n addo i chi, mae yno. Mae'n disgwyl amdanoch chi, pan fyddwch chi'n barod. Mae ganddo ddigon o amynedd. Dim ond yn... disgwyl. A does dim gwahaniaeth faint o amser a gymerwch chi i gyrraedd yno, bydd yno'n eistedd: yn disgwyl yn amyneddgar i chi fod yn barod i'w groesawu.

Cymerwch anadl ddofn. Ie, dyna chi. Ac un arall. Chi yn dal ati i fyw yw pob anadl. A hyd yn oed os mai dyna'r cyfan lwyddwch chi i'w wneud heddiw, dwi'n cofio cymaint o gamp yw hynny ar y dyddiau gwael. Rydych chi'n cyflawni rhywbeth gyda phob anadl.

A dwi'n falch ohonoch chi.

Jemma

ODDI WRTH HANNE

Annwyl Chi,

Mae iselder yn uffernol, wyddoch chi? Wel, mae'n debyg eich bod chi'n gwybod. Dwi'n gwybod hynny hefyd.

I mi, dechreuodd y cyfan chwe blynedd yn ôl, ac fe ddigwyddodd law yn llaw â chyfyngu ar yr hyn roeddwn i'n ei fwyta. Gwaethygodd hyn ymhen dim i fod yn anhwylder bwyta go iawn.

Yn wir, flynyddoedd yn ôl, petai pobl wedi dweud wrtha i y byddai popeth yn gwella, fyddwn i ddim wedi gwneud dim byd mwy na chytuno drwy nodio fy mhen, ond sgrechian mewn anghrediniaeth y tu mewn. Roeddwn i'n meddwl na allai pethau wella, y byddwn i'n gaeth am byth yn yr ystafell dywyll roeddwn i'n teimlo 'mod i'n garcharor ynddi. Roeddwn i'n teimlo fy mod i dan glo, yn methu brwydro i ddod allan o'r ystafell dywyll honno.

Pan fyddai fy ffrindiau'n mynd allan, byddwn i'n dewis aros gartref. Pan oeddwn i'n mynd i barti, roeddwn i'n teimlo y byddwn yn cael amser gwell ar fy mhen fy hun. Hyd yn oed pan oedd pobl eraill o'm cwmpas i, roeddwn i'n teimlo bod swigen yn fy nghau i allan, fel pe bawn i'n wahanol i'r lleill rywsut. A hyd yn oed pan fu'n rhaid i mi fynd i adran gofal dwys yr ysbyty, doeddwn i'n dal ddim yn gallu fy nghymell fy hun i ailgydio yn fy mywyd.

Ar y pryd, roedd fy llwybr i hunanddinistr yn ymddangos

mor hawdd. Hynny yw, nes i mi agor fy llygaid a dod i sylweddoli faint o boen roeddwn i'n ei achosi i fy nheulu. Bob tro roeddwn i'n rhoi fy hun dan y lach, roeddwn i'n eu rhoi nhw dan y lach hefyd. Drwy ymladd am berffeithrwydd, fe achosais i gymaint o niwed iddyn nhw ag y gwnes i i fi fy hun. Dyna pryd y sylweddolais fod angen i mi newid. Dyna pryd y sylweddolais i fod fy ymdrech i reoli popeth wedi fy ngwneud yn fwy di-rym. Roedd angen i mi gymryd awenau fy mywyd.

Ac fe wnes i. Fe ddes i o hyd i ffyrdd newydd o ysgafnhau fy maich. Rhai nad oedden nhw'n ymwneud â bwyd neu gyfyngu; rhai nad oedden nhw'n gadael y boen yn gaeth y tu mewn i mi.

Dechreuais i ysgrifennu. Fe gyhoeddais i nofel a'i defnyddio i ysbrydoli ac i gymell pobl eraill. Dechreuais sianel YouTube, darllenais lyfrau a gweithiais ar brosiectau celf creadigol. Dechreuais gadw dyddiadur a dwi'n dal i wneud hyd heddiw.

Dydw i ddim bob amser yn hapus gyda 'mywyd, fy nghorff na fy llwyddiannau. Ond mae hynny'n iawn. Does dim rhaid cael hapusrwydd perffaith i fyw bywyd sy'n rhoi boddhad. Yr hyn sydd ei angen arnoch chi, fodd bynnag, yw dysgu derbyn eich hun a bod yn hapus gyda chi'ch hun. Mae arnoch chi angen gweld pa mor bell rydych chi wedi dod a beth rydych chi wedi'i gyflawni. Does dim angen i chi garu eich bywyd er mwyn ei dderbyn, a dyna'r cam cyntaf tuag at wella.

Felly ewch ati i ymgolli yn eich hobïau. Dysgwch sut i garu'ch hun eto. Daliwch ati i frwydro.

Fe allwch chi ddod drwy hyn hefyd.

Hanne Arts

ODDI WRTH HARRIET

Annwyl Chi,
Dwi'n deall pa mor anobeithiol rydych chi'n teimlo. Go iawn, dwi'n deall.

Dwi wedi bod yno hefyd, welwch chi. Dwi wedi bod yn sownd mewn limbo llwm diymadferth, mor dywyll a brawychus. Roedd fy nhafod i'n glwm, dim ond atgof o'r gorffennol oedd fy chwerthiniad ac roeddwn i'n credu na fyddai byth yn dychwelyd. Byddai dagrau'n llifo'n afreolus hyd nes i'm llygaid fynd yn sych ac roedd eu hagor yn ymdrech, hyd yn oed.

Roedd y syniad y gallwn i wella y tu hwnt i mi'n llwyr, ond fe wnes i, fe wnes i wella a dechrau chwerthin eto. Roedd fel petai pob Dolig wedi dod ar unwaith. Roedd yn wyrth, dyna roeddwn i'n ei deimlo.

Fe wnewch chi wella hefyd, dwi'n addo.

Byddwch yn amyneddgar, fy ffrind, a byddwch yn garedig wrthych chi'ch hun yn y cyfamser.

Harriet

ODDI WRTH PETER

Annwyl Chi,

Dwi'n gwybod ble yn union rydych chi; dwi wedi bod i'r union le hwnnw fy hun ac wedi eistedd ble rydych chi ar hyn o bryd. Wedi edrych allan, a dim ond teimlo gwagle du, difywyd, o 'nghwmpas i ym mhob man, roeddwn i'n meddwl fy mod i wedi bodoli ynddo o'r blaen. Dwi wedi bod yno sawl gwaith am gyfnodau yn ystod fy mywyd – wythnosau weithiau, misoedd weithiau. Mae'n fy adnabod i, dwi'n ei adnabod yntau.

Dim ond un lle sydd ac a all fod mor llwm ac mor wag â hwn. Dim ond un lle a allai fod mor llwyr ac mor ddiamwys yn... wel... yn ddim byd. A phan fydda i yno (ble rydych chi nawr) mae popeth mor anhygoel o 'glir' i mi: bod bywyd yn gwbl ddibwrpas, fy mod i'n fethiant llwyr, bod cariad yn ffug neu'n ddiffygiol bob amser, mai dim ond cnawd ydyn ni i gyd heb enaid. Y cariad a deimlais i tuag at fy mhlant prydferth, fy ffrindiau a fy nheulu, yr addewid o ddiwrnod newydd, neu unrhyw beth â harddwch blaenorol ac ystyr diamheuol – mae eu gafael nhw ynof i ar goll nawr.

Ac eto, roedd hynny mor rhyfedd. Er gwaethaf yr holl wacter, gallwn ddal i eistedd a theimlo curiad ysgafn fy nghalon a'r ffrâm fyw a oedd yn dal i anadlu a'm gwneud yr hyn roeddwn i'n meddwl oeddwn i. Ond doedd y cnawd ddim yn ymateb o gwbl i fy amddiffyn rhag yr ymosodiad ffyrnig hwn ar ei hanfod. Dim ond eistedd yn segur, yn oddefol, heb gysylltiad â neb na dim, yn wag ac wedi'i anghofio gan bawb. Roedd yn debycach i farwolaeth fyw yn fur o gwmpas corff byw.

'Sut wyt ti'n teimlo heddiw, Peter?' Sylweddolais nad oedd dim ateb i hynny a minnau'n eistedd yng nghadair y meddyg – byddai angen i chi allu cael gafael ar rywfaint o deimladau dynol sylfaenol i roi unrhyw fath o ymateb. Oherwydd eich bod chi'n methu teimlo dim byd, dim byd o gwbl. Roedd gofyn y fath gwestiwn yn golygu nad oedden nhw'n gwybod ble roeddwn i, hyd yn oed. Mae'r lle hwn, sydd mor real ac mor greulon i ni, yn gwbl anweledig i'r rhai sy'n dymuno ein helpu ni fwyaf.

Yna, pan oeddwn i'n methu gweld unrhyw obaith, unrhyw achubiaeth, meddyliais, alla i ddim ymdopi â hyn ddim mwy. Pe bai'n bosib marw o anobaith yn unig, felly y byddai hi nawr. Ond un diwrnod, cefais eiliad, cyffyrddiad, math o wawr, rhyw ymdeimlad o fywyd ac o fyw a oedd yno i mi afael ynddo.

Felly fe estynnais fy nwylo; codais fy hun i fyny ac ymestyn. Fe nofiais i fyny fel petawn i'n torri wyneb y dŵr mewn cefnfor diwaelod difywyd, yn ymdrechu i anadlu, yn teimlo'n fyw eto er fy mod i'n siŵr imi gael fy ngwasgu'n ddim a 'mod i wedi boddi ers amser maith. Ac felly dychwelodd y gobaith. Y bywyd, y cariad y gallwn i ddechrau eu gweld a'u teimlo eto. Roedd fy nghalon, a oedd yn eiddo i mi unwaith eto, yn cofleidio fy enaid fel breichiau mam.

Pam oedd y ffŵl yma'n amau pa mor brydferth ydw i? Pa mor wych yw ei gariad? Pa mor brydferth yw natur mewn gwirionedd? Pam na allai weld faint mae'n caru'r rhai sydd mor annwyl iddo ac y byddai bywyd yn wironeddol ddiystyr hebddyn nhw?

Dwi'n teimlo trueni dros y rhai sydd heb fod i'r fan lle rydych chi nawr, lle rydyn ni'n dau'n mynd, weithiau. Pwy all werthfawrogi neu wybod gwir werth ei fywyd yn fwy na'r un sy'n ei golli i gyd ac yna'n dod o hyd iddo eto? Fe fyddwch chi hefyd.

Peter

ODDI WRTH NATASHA

Annwyl Chi,

Mae'n ddrwg iawn gen i'ch bod chi'n teimlo fel hyn nawr. Dydy hi ddim yn deg a dydy hi ddim yn iawn – dydy salwch meddwl byth yn deg. Ond dwi, fel person sy'n dioddef o iselder cronig, rhywun sy'n gwrthsefyll triniaeth, yma i ddweud wrthych chi fod ochr arall i'r boen. Dwi'n gwybod ei fod yn teimlo fel pe na bai yna ochr arall, ond mae 'na un, dwi'n addo.

Pan fydd iselder yn gosod ei flanced drom, bigog, dywyll arnoch chi, dwi'n gwybod eich bod chi'n teimlo bod popeth yn amhosib. Dwi'n gwybod ei bod hi'n teimlo fel petaech chi wedi'ch claddu o dan chwe throedfedd o fwd a llysnafedd. Dwi'n gwybod nad ydych chi'n cael cawod am wythnosau weithiau. Dwi'n gwybod ei bod hi'n demtasiwn peidio â newid eich dillad am ddyddiau lawer. Dwi'n gwybod nad oes arnoch chi awydd coginio unrhyw fwyd go iawn i chi'ch hun am fis.

Dwi'n gwybod sut deimlad yw teimlo poen ym mhob cell yn eich corff. Dwi'n gwybod sut mae'n teimlo pan fydd popeth rydych chi'n ei wneud yn teimlo'n fethiant. Dwi'n gwybod sut beth yw cymryd meddyginiaeth sy'n ymddangos fel pe na bai ond yn creu sgileffeithiau ac na fydd byth yn gwneud i chi deimlo'n well. Dw i'n gwybod beth yw peidio â'ch caru chi'ch hun a dwi'n gwybod sut beth yw meddwl mai marwolaeth yw'r unig ffordd i ddianc rhag y boen.

Oherwydd hyn, mae'n bosib fod eich bywyd wedi chwalu

o'ch cwmpas chi. Efallai eich bod chi'n teimlo na allwch chi wneud affliw o ddim yn ei gylch. Gall deimlo fel petai estyn allan i'w drwsio fel ceisio dal dŵr gyda llaw agored. Dwi'n gwybod fod hyn i gyd yn ofnadwy o boenus.

Ond meddyliwch am hyn: dwi'n gwybod hefyd sut deimlad yw dechrau codi eich hun allan o'r llanast hwnnw. Dwi'n gwybod hefyd sut deimlad yw cymryd cam bach, bach ymlaen. Dwi'n gwybod sut deimlad yw codi, a gwneud brechdan gaws a thomato wedi'i grilio i chi'ch hun ar ôl bwyta dim byd heblaw hufen iâ ers dyddiau. Dwi'n gwybod hefyd sut deimlad yw anadlu'n ddwfn a theimlo'i fod yn lleddfu rhywfaint ar y boen rydych chi wedi bod yn ei theimlo.

Dwi'n gwybod sut deimlad yw'r daith tuag at adferiad.

Mae'r ffordd hon yn un hir a garw – mae'n igam-ogamu, mae iddi fryniau serth a throeon peryglus, ond mae'r ffordd hon yn bodoli ac fe allwch ddod o hyd iddi. Gallwch ei dilyn. Dydy hynny ddim yn hawdd. Bydd yn rhaid i chi gymryd un cam bach ar y tro, ond fe allwch chi lwyddo.

Daliwch ati i weithio gyda'ch seiciatrydd. Daliwch ati i siarad â'ch therapydd. Daliwch ati i ddefnyddio'ch sgiliau ymdopi. Dilynwch eich cynllun triniaeth. Cadwch at y newidiadau i gael ffordd iach o fyw. Mae'r rhain yn bethau a all eich helpu chi i ddod o hyd i'r map tuag at adferiad. Dwi'n gwybod ei bod hi'n teimlo weithiau nad oes dim a wnewch yn eich helpu. Ond mae'r pethau hyn yn helpu – gydag amser. Dwi'n gwybod bod disgwyl iddyn nhw weithio yn boenus tu hwnt. Ond mae'n boen y gallwch chi ei goroesi er mwyn byw bywyd da eto.

Oherwydd, yn y pen draw, bod yr hyn y byddwch chi'n ei brofi ar ochr arall y boen yn gwneud yr ymdrech o fynd drwyddi'n werth chweil. Dwi wedi cael profiad o blymio drwy'r awyr a hedfan gydag eryrod dros fynyddoedd yr Andes yn Venezuela ac o ddechrau blog iechyd meddwl o bwys yn NatashaTracy.com a chwympo mewn cariad – i gyd ar ôl iselder. A does dim byd arbennig amdana i. Os galla i ddod drwyddi, fe allwch chi hefyd. Yr hyn sydd angen i chi ei wybod yw bod yna ochr arall ac y gallwch chi gyrraedd yno. Fydd hynny ddim yn hawdd ond dwi'n dweud ei bod hi'n bosib.

Fe allwch chi wneud hyn.

Natasha

ODDI WRTH ALAN

Annwyl Chi,

Fy ffrind, os ca i'r fraint o'ch galw'n ffrind, gan 'mod i'n gobeithio y byddwch chi'n synhwyro mai dyna ydw i erbyn diwedd hyn, a 'mod i'n barod i fod yno i chi os oes angen ffrind arnoch chi. Clust i wrando, llais i dawelu'ch ofnau, gwên i'ch cysuro nad ydych chi ar eich pen eich hun.

Mae rhai yn galw ein salwch yn glefyd unigrwydd. Mae ein salwch yn anweledig a gallwn deimlo mor unig ac rydyn ni'n teimlo mor unig nes ein bod ni'n anweledig yn gymdeithasol i'r rheiny sydd o'n cwmpas ni. Dydy hyd yn oed y rheiny sy'n poeni amdanoch chi ddim yn gallu gweld y boen meddwl lethol rydych chi'n ei theimlo ar hyn o bryd; y teimlad na allwch chi fynd drwy un arall o'r cyfnodau ofnadwy hynny. Y dryswch diddiwedd yn eich meddwl, yr anallu i ganolbwyntio, y diffyg egni i godi pwysau'r *duvet* hyd yn oed ac i wynebu'r diwrnod neu, yn waeth, i'w ymladd am eiliad yn rhagor.

Er 'mod i'n gwybod nad ydych chi'n gweld nac yn gwybod hyn eto o reidrwydd, os ydych chi'n dal i fod yn nyfnderoedd y twll lle na allwch chi weld dim byd ond düwch o'ch cwmpas chi, mae pobl yn poeni amdanoch chi. Dwi wedi gweld ei ddigalondid hollbresennol ac wedi profi realiti dioddefaint mwy digalon heb glustog cariad; ond dechreuodd hynny ddod i ben pan ddechreuais ymestyn allan a siarad. Cefais fy synnu gan beth glywais i gan y rhai o 'nghwmpas i, faint o bobl oedd wedi cael profiadau tebyg eu hunain neu faint yn union oedd yn poeni amdana i. Wrth gwrs, mae yna anwybodaeth hefyd ond yr eithriad yw hynny. Dwi'n eich gweld chi ac yn eich clywed. Ac yn poeni amdanoch. Dyna pam dwi'n ysgrifennu hyn yn agored atoch chi.

Mae pob diwrnod yn dal i fod yn her i mi ac mae'n debyg mai felly y bydd hi am beth amser i ddod. Ond mae hynny'n iawn. Ydy, go iawn, mae hynny'n iawn. Mae'n iawn derbyn hyn oherwydd bod hynny'n golygu ein bod ni'n ddigon cryf i wynebu hyn – herio ei ddyfnderoedd llethol a'i boen eithafol. Dydw i ddim mewn lle da bob amser – dwi'n dal i gael dyddiau hynod o wael o hyd. Os ydych chi'n pendroni sut alla i ysgrifennu hyn nawr a chithau'n teimlo na allech chi wneud hyn o gwbl – peidiwch, oherwydd roeddwn i, ychydig fisoedd yn ôl, fel chi yn methu darllen mwy na dau air o un llinell o un paragraff rydych chi wedi'i ddarllen hyd yn hyn.

Ar hyn o bryd rydych chi'n byw mewn byd sy'n ddryslyd a di-drefn, byd y mae'n amhosib ei newid. Peidiwch â meddwl na dymuno ei bod yn rhaid i chi reoli'r anhrefn sydd y tu mewn i'ch pen yn llwyr, ei chadw y tu mewn a pheidio â'i gadael allan, gwneud dewisiadau perffaith, bod yn berffaith yn eich gwaith. Fe geisiais i wneud hynny, heb lwyddiant. Doedd dim modd iddo lwyddo. Ar adegau efallai y byddwch chi'n teimlo bod y salwch yn difetha'ch bywyd a'r rhai rydych chi'n eu caru, y gallai pawb fod yn well eu byd hebddoch chi. Ond bydd llawer yn ddyledus i chi am yr hapusrwydd yn eu bywyd. Weithiau mae'n anodd gweld hynny.

Am y tro, ceisiwch beidio â brwydro yn eich blaen – gallwch ofyn am help a bydd pobl yno i chi. Bydda i yn eich parchu chi beth bynnag y byddwch chi'n ei wneud. Beth bynnag y byddwch chi'n ei deimlo. Beth bynnag y byddwch chi'n ei ddewis. Hefyd, cofiwch nad ydych chi ar eich pen eich hun ac na fyddwch chi byth.

Eich ffrind,

Alan

ODDI WRTH SARA

Annwyl Chi,

Os ydych chi'n darllen hwn, mae'n debyg eich bod chi'n cael diwrnod gwael, neu hyd yn oed wythnos neu bythefnos wael; mae'n digwydd o bryd i'w gilydd.

Efallai na fyddwch chi'n fy nghredu i, ond mae'n wir: fydd hyn ddim yn para am byth.

Efallai eich bod chi'n eistedd yno'n darllen hyn, gan feddwl nad oes gobaith na hapusrwydd i'w cael; yn eich amau chi'ch hun, eich cryfder, pwy ydych chi fel person hyd yn oed; efallai y bydd y parot gwenwynig annifyr hwnnw'n eistedd ar eich ysgwydd chi hyd yn oed, yn sibrwd ei sothach negyddol yn ddi-baid; ac efallai'ch bod yn cynllunio sut i ddianc, hyd yn oed. PEIDIWCH.

Fe gewch chi ddyddiau gwell, efallai yfory, hyd yn oed. Dwi'n gobeithio eich bod chi'n gwrando arna i nawr, oherwydd dyma'r pethau pwysicaf i'w cofio:

RYDYCH CHI'N gryf.

RYDYCH CHI'N alluog.

GALLWCH CHI fyw drwy hyn.

BYDDWCH CHI'N trechu'r ci du.

Dwi'n gwybod nad yw'n teimlo felly ar hyn o bryd a bod popeth yn eich llethu ac yn eich dychryn yn ofnadwy. Dwi'n gwybod bod y meddyliau ymwthiol yn sgrechian ac yn gwrthod rhoi seibiant i chi am bum munud hyd yn oed. Dwi'n gwybod mai'r cyfan rydych chi'n dymuno'i wneud yw crio, cuddio neu roi pen ar y cwbl hyd yn oed.

Mae gennych chi bobl sy'n eich caru chi, yn poeni amdanoch chi ac yn dymuno'ch cefnogi chi. Trowch atyn nhw am help, peidiwch â brwydro yn erbyn hyn ar eich pen eich hun. Cuddio rhag pawb a phopeth yw'r peth gwaethaf y gallech ei wneud. Gofynnwch am help a dwi'n siŵr y byddan nhw yno i chi.

Edrychwch pa mor bell rydych chi wedi dod; rydych chi wedi brwydro drwy gyfnodau anoddach ac wedi dod drwyddi'n fuddugoliaethus yr ochr arall. Efallai wir fod heddiw'n ddiwrnod gwael, ond dydy e ddim yn para am byth.

Cyn bo hir byddwch chi'n cyrraedd y diwedd ac yn camu ar waelod ysgol. Daliwch ati i chwilio am yr ysgol honno. MAE HI yno, a BYDDWCH CHI'N dod o hyd iddi ac yn ei dringo hi eto. Credwch fi. Peidiwch byth â throi cefn ar y GOBAITH fod dyddiau gwell ar y gorwel. Y cyfan sy'n rhaid i chi ei wneud yw sefyll yn gadarn am heddiw, ei ystyried yn un o brofiadau bywyd a symud ymlaen.

Fe ddaethoch chi drwyddi ddoe a gallwch chi ddod drwyddi heddiw, yfory a thu hwnt.

Rydych chi'n GRYFACH nag yr ydych chi'n ei feddwl.

Cofiwch y mantra yma: GWRTHODWCH SUDDO, YN HYTRACH DYSGWCH HEDFAN.

Defnyddiwch eich adenydd ac esgynwch i fyny fry, gan adael popeth negyddol ar eich ôl. Rydych chi'n gwybod y gallwch chi wneud hynny.

Rydych chi wedi BRWYDRO.

Rydych chi wedi GOROESI.

Rydych chi'n gwybod bod tân yn llosgi y tu mewn i chi

– chwythwch ar y fflamau a chodwch eich pen. Sut allwch chi weld i ble rydych chi'n mynd os ydych chi'n edrych ar eich traed o hyd? Edrychwch ymlaen, nid i lawr nac yn ôl.

Mae dyddiau gwell i ddod ac un diwrnod byddwch yn darllen hyn ac yn meddwl, 'Hei, roedd hi yn llygad ei lle! Edrychwch arna i nawr – mae bywyd yn grêt!'

Felly, filwr bychan, codwch eich pen a dangoswch y wên honno i'r byd – fe ddaw eto haul ar fryn.

Fe allwch chi lwyddo.

Cariad mawr, Sara x

ODDI WRTH IZZY

Annwyl Chi,

Dwi'n cofio. Yr hen deimlad sâl hwnnw, o golli rheolaeth, o wylio popeth yn llithro o'ch gafael, o deimlo wedi'ch parlysu. Teimlo fel pe na baech chi'n gwneud dim mwy na bodoli ac nad oes unrhyw ffordd i fyw.

Dyma sut roeddwn i'n teimlo o bryd i'w gilydd am flynyddoedd. Gwaethygodd fy iselder yn raddol, fel rhyw barasit. OND unwaith iddo fynd ymhell y tu hwnt i deimlo'n waeth na dim roeddwn i wedi'i deimlo erioed, yn araf ac yn raddol bach, wrth iddo waethygu, dechreuodd wella. Cymerais gamau bach iawn. Ar y dechrau, roedd codi o'r gwely yn orchest. Y diwrnod canlynol, gwisgo oedd y gamp. Y diwrnod wedyn doeddwn i ddim yn gallu symud eto. Ond y diwrnod ar ôl hynny fe lwyddais i godi a gwisgo.

Ar ôl llwyth o feddyginiaethau, cyfnodau yn yr ysbyty, seicosis, credu nad oedd neb yn fy union sefyllfa i felly allen nhw ddim gwybod y byddwn i'n gwella... fe wellais i.

Dwi'n dal i gael anhawster ambell ddiwrnod wrth gwrs. Ond mae'r tywyllwch wedi cilio.

Dwi'n gallu byw eto.

A beth oedd y peth mwyaf a oedd o help i mi wella? Amser. Amser wnaeth i mi fod mor sâl ond amser oedd fy help i wella hefyd. Roedd y meddyginiaethau, therapi ymddygiad gwybyddol, cwmni ffrind, cerddoriaeth yn help hefyd. Amser oedd yr iachâd.

Mewn tywyllwch, daw haul eto ar fryn. Bob amser.

Cofion cynnes, Izzy xxx

ODDI WRTH NATALIE

Annwyl Chi,

Roedd eistedd mewn adran damweiniau ac achosion brys, yn llefain yn ddi-baid a rhywun yn dweud wrtha i y byddai pethau'n gwella, yn swnio fel ffantasi llwyr. Roeddwn i'n argyhoeddedig nad oeddwn i eisiau bod yma mwyach. Allwn i ddim wynebu bywyd mwyach a doeddwn i ddim yn barod i ddioddef dim mwy. Doedd dim meddyginiaeth na chwnsela wedi fy ngwella i. Doedd gen i ddim byd... yn fy marn i. Fe wnaeth sawl gweithiwr iechyd proffesiynol a'r ychydig ffrindiau roeddwn i wedi ymddiried ynddyn nhw ddweud wrtha i y byddai pethau'n teimlo'n wahanol yn y pen draw. Sut allen nhw wybod? Doedden nhw ddim yn mynd trwy hyn! Doedden nhw ddim wedi profi beth roeddwn i wedi'i brofi, cyrraedd y pwynt yma, camdriniaeth, esgeulustod, straen... doedd dim gobaith. Doeddwn i ddim yn eu credu nhw.

Dwi'n eu credu nhw nawr oherwydd 'mod i'n well. Dwi ddim yn meddwl am ladd fy hun bob munud. Dwi'n credu y galla i gael bywyd da. Dwi'n gwybod na fydd bywyd yn hawdd drwy'r amser, ond dwi'n fwy parod i ddelio ag e. Dwi'n bositif ac yn mynd ar gyrsiau am iselder, yn cael cwnsela, yn gofalu amdana i fy hun ac mae gen i swydd newydd. Roeddwn i'n arfer meddwl bod gofalu amdana i fy hun yn hunanol ond mae'n angenrheidiol. Allwch chi ddim gwneud dim byd i neb nes eich bod chi'n dechrau gwella.

Dwi'n ysu i chi weld sut beth yw bywyd heb iselder. Mae'n anhygoel. Rydych chi'n edrych ymlaen at ddeffro bob dydd, at fynd allan a gwenu oherwydd bod yr awyr yn las a'r haul yn tywynnu, at deimlo'r haul yn gynnes ar eich croen. Mae'n teimlo fel petai'r haul wedi bod ar goll ers amser maith. Yna rydych chi'n sylwi bod eich gwên wedi gwneud i rywun arall wenu. Rydych chi'n sylweddoli na fyddech chi wedi gallu profi'r pethau hyn pe na baech chi'n fyw nawr. Rydych chi'n edrych ymlaen at weld ffrindiau, y gallwch chi chwerthin go iawn gyda nhw eto. Efallai y cewch chi ddiwrnod gwael ond mae llawer mwy o ddyddiau da. O'r diwedd fe allwch gael profiad o'r hyn rydych chi wedi bod yn ei golli. Dwi'n ysu i'ch croesawu chi i griw'r goroeswyr. Mae llawer ohonom yn bod. Rydyn ni wedi bod i'r lle tywyll yna ond wedi dod oddi yno, ac wedi dod o hyd i'r golau.

Fe fyddwch chi hefyd.

Mae'r adeg pan oeddech chi'n teimlo mor ofnadwy'n ymddangos mor bell yn ôl, fel pe bai'n freuddwyd. Rydych chi'n dweud wrthych chi'ch hun bob dydd na fydd eich gorffennol chi'n dwyn eich dyfodol. Chi biau eich dyfodol a gallwch wneud fel y mynnoch ag e.

Natalie Louise

Pethau sy'n gwanhau iselder:
sôn amdano,
peidio ag ufuddhau iddo,
peidio â'i gredu.

ODDI WRTH NATASCHA

Annwyl Chi (a Fi),

Llythyr am ddim byd, a phopeth, yw hwn. Mae fy mywyd i'n berffaith. Teulu cefnogol, gŵr gwych, mab doniol. Dwi'n feddyg ac wrth fy modd gyda fy swydd. Ond weithiau, dwi ddim yn dda. Nid y tristwch llethol torcalonnus yw'r peth gwaethaf, dyna pryd dwi'n gwybod nad ydw i'n dda iawn. Crio sy'n caethiwo'r gwddf a sgrechian tawel – teimladau yw'r rheiny i gyd.

Y peth gwaethaf yw pan fydd y dim byd yn cyrraedd. Yn fy nhwpdra dwi'n meddwl, 'O'r diwedd, tipyn o ryddhad.'

Ond wedyn

dim byd,

dim byd,

dim byd.

Gall fod yn oriau, dyddiau neu wythnosau, ond mae'n ymddangos fel petai'n para am byth.

Dim byd o gwbl.

Does gen i ddim byd i'w ddweud wrth fy ngŵr gwych, dim byd i'w ychwanegu at fy swydd ddelfrydol. Dwi'n peidio ag ateb y ffôn i fy ffrindiau a 'nheulu cefnogol a doniol. Dim byd o gwbl. Mae lliwiau'n fwy llwyd, dim ond sŵn yw cerddoriaeth, ac mae'r bywyd perffaith mewn swigen berffaith, ac alla i ddim ei gyrraedd. Alla i fyth weld y diwedd na'r golau na gwybod a yw'n dod, hyd yn oed. Ond mae'n dod. Mae'n dod bob tro.

Ychydig ar y dechrau, fel pryf tân. Ychydig o lewyrch dros ddŵr. Yna mae'r swyn yn cael ei thorri. Fel afon yn gorlifo dros ei glannau, mae bywyd yn ei ôl. Dwi'n gallu teimlo. Dwi'n ôl yn y swigen. Dwi'n gwneud yn fawr o fy amser yno oherwydd ei fod yn wych. Dwi'n gwybod efallai y bydd y dim byd yn dod yn ôl ryw ddydd. Mae'n rhaid i mi fy atgoffa fy hun ei fod yn diflannu bob amser, ac mae hynny'n bopeth i mi.

Dyna pam mae'r llythyr yma atoch Chi ac ata I.

Dymuniadau gorau,

Natascha

ODDI WRTH TIM

Annwyl Chi,

Nid dyma sut mae'n rhaid iddi fod, nid dyma sut fydd hi bob amser. Fe allwch chi ac fe fyddwch chi'n gwella. Dwi'n gwybod, dwi'n goroesi.

Dwi'n gwybod sut deimlad yw meddwl bod popeth yn anobeithiol, meddwl nad oes dim byd o werth amdana i nac unrhyw fath o deilyngdod yn perthyn i fi, nad yw'r holl bobl sy'n agos ata i sy'n fy sicrhau bod rhyw dda ynof i yn fy adnabod i go iawn ac y bydden nhw'n ffieiddio pe bydden nhw'n fy ngweld i am yr hyn ydw i. Dwi'n gwybod sut beth yw laru ar y blinder, y llesgedd, y diffyg mwynhad llwyr, y fodolaeth ddiflas ddi-liw. Ar adegau roeddwn i'n ysu am yr egni neu'r dewrder i roi diwedd ar y cyfan. Ar adegau, yr hyn a oedd yn fy rhwystro i oedd y stigma y byddai'n rhaid i fy nheulu fyw gydag e ar ôl hunanladdiad. Doeddwn i ddim yn credu y byddai o unrhyw bwys pe bawn i'n marw hyd yn oed. Doeddwn i ddim yn credu fy mod i'n ddigon pwysig na 'mod i o unrhyw werth i neb. Doeddwn i ddim yn poeni am achosi poen aruthrol iddyn nhw, gan nad oeddwn i'n credu y byddai unrhyw boen hyd yn oed.

Nid chi yw'r teimladau a'r meddyliau hynny mewn gwirionedd, y salwch ydyn nhw. A dydych chi ddim yn wan, nid chi sydd ar fai, mae'n salwch nad yw'n parchu oedran, rhyw, cefndir, statws na dim byd arall. Ac mae triniaeth ar ei gyfer ar gael. Da chi, siaradwch â'ch meddyg; os nad yw'n cydymdeimlo, siaradwch â rhywun: ffrind, perthynas, Samariad, unrhyw un. Mae help ar gael a byddwch chi'n gwella.

Mae lliw mewn bywyd, mae pethau'n gwella. Fe chwiliais i am help dair blynedd yn ôl a dwi ar y ffordd i wella. Mae'n werth codi o'r gwely yn y bore. Dwi'n dechrau byw eto, nid dim ond goroesi ac nid dim ond bodoli. Mae bywyd yn dal i fod yn anodd, ond mae hi wedi bod yn werth y frwydr i mi ac mi fydd i chi.

Rydych chi'n unigryw, ac rydych chi'n werth chweil. Mae'r byd yma'n cynnwys biliynau o fodau dynol ffaeledig, prydferth fel chi a fi. Daliwch ati, MAE hi'n werth chweil. Da chi, daliwch ati.

Gyda'r holl gariad a gobaith y galla i eu rhoi i chi,
Tim

ODDI WRTH Q. S. LAM

Annwyl Chi,

Dwi'n ysgrifennu'r llythyr yma yn oriau mân y bore ac yn meddwl, os yw fy ngeiriau yn helpu un person, gorau oll.

Yn aml dwi'n meddwl y byddwn i'n hoffi cyfnewid fy meddwl i am un arall, un di-fai, llawn heulwen dragwyddol, yn hytrach na'r un tolciog sy'n teimlo'n enbyd o lygredig. Ond dyma'r meddwl sydd gen i a dwi'n gwybod bod daioni ynddo, yn y darluniau dwi'n eu creu, y cerddi sy'n byrlymu ac yn tyfu allan o'r malurion llawn llwydni.

Er mwyn chwalu'r blociau o sbwriel meddyliol sy'n tagu fy ymennydd, dwi wedi dechrau llyfr hapus sy'n fach ac yn hawdd ei gario. Mae'n cynnwys lluniau a pheintiadau ac ar bob tudalen newydd dwi'n ysgrifennu'r dyddiad a beth dwi wedi'i gyflawni yn ystod y dydd, fel 'darllen llyfr i 'mhlentyn i', 'rhoi dŵr i'r planhigion', 'gweithio ar ddarlun', 'mynd i'r swyddfa bost', ac mae'r eiliadau bach hyn yn cronni i greu darlun o 'niwrnod i sy'n groes i'r un sydd yn fy mhen i.

Mae'r eiliadau bach hyn yn fy helpu i fy atgoffa o bwy ydw i a ble dwi'n mynd a beth dwi'n gobeithio ei gyflawni a'i wneud; maen nhw'n fy nghadw i'n sownd yn y presennol. Weithiau mi alla i anghofio ysgrifennu yn fy 'llyfr hapus' neu bydda i'n methu dod o hyd i'r llyfr. Os felly, mi fedrwch chi greu llyfr hapus 'meddyliol' ac atgoffa'ch hun o'r llwyddiannau bach yma. Gall y rhain helpu i chwalu'r naratifau negyddol gwallus sydd yn ein maglu'n aml. Gallwch hefyd geisio rhoi'ch meddwl ar rywbeth arall trwy ddarllen, anadlu, ysgrifennu, tynnu llun, canu neu siarad â ffrind dros baned a darn o gacen – gall yr holl bethau hyn liniaru ymennydd blinedig, drylliedig. Mae caredigrwydd yn allweddol; mae gennym duedd i'n curo ni'n hunain â ffon fawr. Mae hwnnw'n arfer gwael – rhaid i ni geisio peidio â gwneud hynny, gan nad oes neb yn haeddu'r fath gam-drin mewnol di-baid. Rhaid i ni ddod o hyd i ffordd o roi taw ar y llais creulon hwnnw a bod yn gyfaill iddo yn lle hynny a pheidio â'i ofni chwaith.

Gall y meddwl ddod yn garchar sy'n mygu heb 'babell fach las' fel un Oscar Wilde i gael cip allan ohoni. Dwi'n ceisio datgloi'r drws a cherdded allan o'r carchar hwnnw tuag at y dolydd, tuag at y golau, a gorwedd yn y glaswellt, edrych i fyny ar yr awyr, gweld y siapiau yn y cymylau neu'r patrymau yn y sêr, gwylio'r adar wrth iddyn nhw hedfan a breuddwydio y gall bywyd wella, os bydda i'n gadael i hynny ddigwydd. Heb os, mi allith wella, hyd yn oed os mai dim ond y mymryn lleiaf – mae ychydig bach yn rhywbeth i'w drysori.

Peidiwch â theimlo'ch bod chi'n sownd yn y tywyllwch, dwi'n gwybod sut beth yw hynny; dydych chi ddim ar eich pen eich hun. Gobeithio y bydd eich bywyd ychydig bach yn fwy disglair, dwi'n credu y gall fod ac y bydd.

Rhaid i chi edrych ar bob diwrnod fel cynfas newydd a phenderfynu pa fath o ddarlun fydd eich diwrnod yn hytrach na darlunio'r un hen lun tywyll sy'n gwneud dim mwy na gwaethygu'r teimlad hwnnw o dranc, tywyllwch ac anobaith. Rhaid i chi ddewis y lliwiau rydych chi am eu gweld yn eich darlun hyd yn oed os ydych chi'n tueddu i ffafrio lliwiau prudd fel llwyd a du. Mae ambell lygedyn o olau a lliw ym mhob diwrnod, rhai hynod o fach fel melyn llachar, neu goch tanbaid. Mae'r lliwiau symudliw hyn yn disgleirio ac yn gwenu arnon ni i gyd. Maen nhw'n gyfeillgar ac yn gynnes. Gall y lliwiau hyn eich tywys i le mwy disglair a'ch helpu chi i greu math gwahanol o ddarlun. Darlun, pan fyddwch chi'n edrych arno, sy'n siarad â chi fel hen ffrind, yn ysbrydoli, yn cysuro ac yn cymell rhywbeth yn ddwfn y tu mewn i chi. Dim ond agor eich llygaid ychydig mwy sydd raid i chi a gweld y lliwiau hynny'n iawn.

Gofalwch amdanoch chi'ch hun, byddwch yn garedig wrthych chi'ch hun, byddwch yn gyfaill pennaf i chi'ch hun, a daliwch ati i chwilio am y llygedyn hwnnw o olau sy'n cysgu yn y cysgodion. Mae o yno, dwi'n gallu gweld y llygedyn bach hwnnw rŵan – rhowch o yn eich poced a'i drysori.

Oddi wrth,

Q. S. Lam

ODDI WRTH LISA

· ·

Annwyl Chi,

Diolch am agor y llythyr yma. Mae'n debyg nad ydych chi'n darllen rhyw lawer ar hyn o bryd. Felly mae angen i mi hoelio'ch sylw chi.

Hoffwn i ddweud rhywbeth wrthych chi. Dwi wedi bod yn y lle rydych chi ynddo, neu fy fersiwn i ohono. Mae iselder (neu beth bynnag mae'n well gennych chi ei ddefnyddio i ddisgrifio sut rydych chi'n teimlo ar hyn o bryd) yn wahanol i bob un ohonon ni. Ac mae mathau gwahanol. Ond dydy hynny ddim yn bwysig mewn gwirionedd. Yr hyn sy'n gyffredin i ni'n dau yw erchylltra llwyr ein profiad. Y blinder, lludded hyd yn oed, ac eto anallu i gysgu. Gorwedd yn effro am awr ddiddiwedd ar ôl awr, naill ai ar eich pen eich hun neu wrth ymyl partner rydych chi'n methu sôn wrtho am dywyllwch eich meddyliau. Pa mor ddibwrpas mae popeth yn ymddangos, yn enwedig yn y boreau. Sut mae pethau roeddech chi'n arfer edrych ymlaen atyn nhw'n teimlo'n ddibwys ac yn ormod o ymdrech. Cymaint rydych chi'n poeni am bethau nad oeddech chi'n poeni amdanyn nhw o'r blaen, a phoeni mwy hyd yn oed am bethau a oedd yn eich poeni chi'n barod. A pha mor ffiaidd ac anhaeddiannol rydych chi'n teimlo, ym mhob ffordd bosib.

Gadewch i mi rannu cyfrinach â chi. Pan oeddwn i'n sâl ddiwethaf, yn lled ddiweddar, roeddwn i eisiau bod yn farw. Roeddwn i'n cenfigennu wrth bobl â salwch angheuol fel canser hyd yn oed, oherwydd bod ganddyn nhw reswm dros aros yn y gwely a marw a doedd pobl ddim yn meddwl dim llai ohonyn nhw. Ac eto ar yr un pryd, doeddwn i ddim yn credu fy mod i'n sâl mewn gwirionedd. Fe gytunais i â fy seiciatrydd a fy meddyg teulu oherwydd 'mod i'n meddwl ei bod yn rhaid i mi a doedd gen i ddim digon o egni i ddadlau â nhw. Ond y tu mewn, roeddwn i'n gwybod fy mod i'n ddiog, yn osgoi gwaith, yn llwfr, yn ddi-glem, yn hunanobsesiynol, yn dda i ddim.

Nawr gadewch i ni sôn amdanoch chi. Rydych chi'n berson gwych, gyda llawer o bethau rhagorol a diddorol sy'n eich gwneud chi'n chi. Y cyfan sydd o'i le yw eich bod wedi colli golwg ar y rhain am ychydig. Mae iselder wedi ymweld â mi sawl gwaith a phob ymweliad yn wahanol yn ei ffordd atgas ei hun. O 'mhrofiad i, a phrofiad llawer o bobl eraill sydd wedi rhannu eu profiadau nhw mewn ffordd mor hael, bydd y pethau arbennig sy'n eich gwneud chi'n chi yn dod yn ôl. Yn anffodus, y nerth, yr amynedd a'r gobaith sydd eu hangen arnoch chi i ddisgwyl iddyn nhw ddychwelyd yw'r union bethau y mae iselder yn eu cymryd oddi arnoch chi. Felly ar hyn o bryd, mae popeth yn teimlo'n amhosib. Dwi'n adnabod y teimlad hwnnw'n iawn.

Salwch yw iselder. Gellir ei weld yn yr ymennydd hyd yn oed. Efallai y bydd yn gwella ar ei ben ei hun. Ond gan ddibynnu pa mor ddifrifol yw'r iselder, gall hynny gymryd hydoedd. Ond waeth pa mor wael mae pethau'n ymddangos ar hyn o bryd, os nad ydych chi'n chwilio am gymorth, fe allen nhw waethygu. Efallai eich bod chi wedi gweld yn barod bod siarad â ffrind neu ffonio llinell gymorth yn helpu. Os nad ydych chi wedi rhoi cynnig ar hynny, meddyliwch am wneud hyn, da chi, pa mor anodd bynnag mae hynny'n teimlo.

Gall eich meddyg eich helpu chi, er enghraifft, i benderfynu a oes angen meddyginiaeth a/neu therapi siarad arnoch chi, neu eich atgyfeirio at wasanaethau mwy arbenigol. Os cewch chi'r meddyginiaethau gwrthiselder newydd ar bresgripsiwn, maen nhw'n gweithio gyda'ch corff i'ch helpu chi i wella. Oes, mae sgileffeithiau iddyn nhw. Ond mae hynny'n wir am wrthfiotigau hefyd ac mae'n debyg y byddech chi'n cymryd y rheiny petai haint difrifol gennych chi. A dweud y gwir does gan bobl a gwefannau sy'n dweud wrthych chi fod cymryd cyffuriau gwrthiselder yn arwydd o wendid ddim clem am beth maen nhw'n sôn. Peidiwch â chael cyngor gan neb nad yw'n feddyg cymwys. Os ydych chi'n cael meddyginiaeth ar bresgripsiwn, dwi'n gobeithio y byddwch chi'n ystyried ei chymryd, yn ogystal â disgwyl iddi ddechrau gweithio – gall hyn gymryd ychydig wythnosau – ac y byddwch chi'n osgoi'r pethau y dylech chi eu hosgoi tra byddwch chi'n cymryd y feddyginiaeth. Ac os cewch chi'ch atgyfeirio i gael therapi siarad neu at grŵp, rhowch gyfle i chi'ch hun, waeth pa mor orbryderus neu isel rydych chi, a meddyliwch o ddifrif am fynd.

Mae hi'n anodd iawn i rai ohonom rannu ein 'gwendidau'. Dwi'n gwybod ei bod hi'n anodd i mi. Ond dydy cadw pob dim i chi'ch hun ddim yn syniad da. Fy ngham mwyaf i ymlaen fu dysgu rhannu sut rydw i'n teimlo â'r rhai sy'n agos ata i. Mae'n rhaid i mi ddal ati i ymarfer. A chithau hefyd. Mae'n anodd iawn, ond mae'n werth chweil.

Fe allwn i ysgrifennu tudalennau di-ri am sut fyddwch chi YN gwella. Ond mae'n debyg nad yw'ch gallu chi i ganolbwyntio'n wych ar hyn o bryd. Ac mae llythyrau hyfryd eraill yma dwi'n gobeithio y byddwch chi'n eu darllen hefyd.

Dwi eisiau gorffen gyda hyn. Fe gewch chi ddiwrnodau da a diwrnodau gwael. Ymhen amser, fe fyddwch chi'n sylwi'n raddol bod mwy o rai da na rhai gwael. Fe fyddwch chi'n llawenhau eto yn y pethau bychain, fel mynd am dro yn y glaw, neu wên dieithryn. Byddwch chi'n dod o hyd i bethau i'w gwneud a fydd yn rhoi teimlad i chi o lwyddo i gyflawni rhywbeth. Fe wnes i jig-sos ac fe fues i'n gwau'n wael iawn. Chi piau'r dewis. Gwnewch y tasgau'n fach ac yn bosib eu cyflawni. A dathlwch beth rydych chi wedi'i wneud. Rydych chi'n anhygoel oherwydd eich bod wedi dod o hyd i'r nerth i'w wneud e.

Gall dysgu bod yn garedig wrthych chi'ch hun fod yn brosiect gydol oes. Ond os nad ydych chi'n garedig wrthych chi'ch hun, mae'n anoddach o lawer bod yn garedig wrth bobl eraill. Felly, mae'n beth hael ac ystyriol i'w wneud, yn hytrach na rhywbeth hunanfoddhaus, fel y byddech wedi'i dybio ar un adeg.

Diolch am ddarllen hwn. A da iawn. Roedd yn gam enfawr.

Pob lwc i chi ar weddill eich taith. A da chi, cofiwch hyn: dydych chi ddim ar eich pen eich hun.

Gan ddymuno adferiad graddol gyda 'ngharedigrwydd cariadus.

Lisa

ODDI WRTH AL

Annwyl Chi,

Yn fy achos i, daeth yr iselder yn hollol annisgwyl, yn gwbl ddirybudd. Dwi'n cofio rhoi lifft i ffrind da a dweud wrtho fo, 'Mae rhywbeth yn digwydd i mi. Dwi ddim yn teimlo fel fi fy hun.' O hynny ymlaen, aeth pethau o ddrwg i waeth. Doeddwn i ddim yn cyfathrebu'n dda â phobl, roeddwn i'n ei chael hi'n anodd cysgu gan fod fy meddwl i'n gwibio o'r naill beth i'r llall a phrin y gallwn fwyta. Unrhyw bryd roeddwn i allan gyda 'ngwraig, ar ôl cyrraedd adref mi fyddwn i'n gofyn iddi hi a oeddwn i wedi ymddwyn yn iawn (yn gymdeithasol). Dechreuais gymryd meddyginiaeth a gweld therapydd. Parhaodd pethau i ddirywio. Rywsut byddwn i'n llwyddo i guddio fy iselder yn y gwaith ac i fod yn lled dda gyda'r plant ar ôl imi ddod adref. Yn y pen draw byddwn i'n torri i lawr ac yn cael pyliau o grio gyda'r nos nad oeddwn i'n medru eu rheoli.

Mi es i yn ôl at y seiciatrydd i ddweud wrtho fy mod yn meddwl am ladd fy hun. Cynyddodd y feddyginiaeth. Cynyddodd fy mhyliau o grio a daeth meddwl am ladd fy hun yn fwy manwl a hollbresennol, gan ddigwydd drwy gydol y dydd a hyd yn oed mewn breuddwyd. Mi ddes i â 'ngwraig a'm chwaer i'r apwyntiad nesaf gyda'r seiciatrydd er mwyn iddyn nhw helpu i gyfleu pa mor ddrwg oedd pethau a gofyn am ragor o gefnogaeth. Mi benderfynais gymryd tair wythnos i ffwrdd o'r gwaith a threfnu i ddilyn rhaglen a oedd yn golygu treulio cyfnod mewn ysbyty.

Cofiwch y byddwch chi'n gwella. Mi wnes i, ac mae nifer helaeth o bobl eraill wedi gwneud hefyd. Mae'n gofyn am waith ac ymdrech. Dwi'n ymbil arnoch i ystyried sawl strategaeth er mwyn gweithio tuag at adferiad, yn hytrach na dibynnu ar un yn unig. Dyma ychydig awgrymiadau gen i – meddyliwch amdanyn nhw:

- Cysylltwch â ffrind agos neu ddau a rhannwch beth sy'n digwydd i chi â nhw. Gofynnwch am eu cefnogaeth. Efallai y bydd hynny'n golygu dim mwy na gofyn iddyn nhw anfon ambell neges destun obeithiol atoch chi bob wythnos neu eich gwahodd i gael brecwast neu goffi.

- Siaradwch ag aelodau'r teulu (eich rhieni, eich brodyr a'ch chwiorydd, eich cefndryd a'ch cyfnitherod, eich modrybedd a'ch ewythrod, pobl eraill o bwys, ac ati). Byddwch yn hyderus eu bod nhw'n poeni amdanoch chi a'ch sefyllfa.

- Ymunwch â grŵp cymorth. Mwyaf cul yw'r ffocws, gorau oll. Er na fydd eraill yn gallu deall yn iawn beth rydych chi'n ei wynebu a sut mae'n teimlo o reidrwydd, bydd y bobl hyn yn gallu gwneud hynny. Mae hon yn ffordd wych o gael cefnogaeth a chefnogi eraill pan fyddwch chi'n teimlo'n well. Dyma i chi grŵp o unigolion y gallwch chi ymddiried ynddyn nhw ar unwaith ac sydd wedi wynebu heriau tebyg. Dw'n dal i fynd ddwywaith y mis i grŵp cymorth i ddynion sydd ag iselder.

- Ceisiwch wneud ymarfer corff, hyd yn oed os yw'n golygu dim ond cerdded i ben y stryd ac yn ôl i ddechrau. O dipyn i beth cynyddwch yr amser rydych chi'n ymarfer a/neu rhowch fwy o her i chi'ch hun.

- Ystyriwch gadw dyddiadur. Roeddwn i'n ysgrifennu yn fy nyddiadur bob nos yn ystod fy iselder. Ar ddiwedd pob cofnod, roeddwn i'n cynnwys darn fel hwn: 'Heddiw, er mwyn gweithio tuag at fy adferiad, mi wnes i...' Weithiau efallai mai rhestr o rywbeth eitha syml oedd hynny, fel, 'Fe es i â'r plant i'r ysgol yn y car.' Dyma un ffordd o gydnabod eich llwyddiannau bach!

- Ystyriwch feddyginiaeth a therapi siarad. Os ydych chi'n rhoi cynnig ar therapi siarad am y tro cyntaf, peidiwch â rhoi'r gorau iddo os nad ydych chi'n hoffi'ch therapydd. Efallai y bydd angen i chi ystyried sawl un, yn anffodus, er mwyn dod o hyd i therapydd rydych chi'n teimlo'n gwbl gyfforddus ag e neu hi.

- Ceisiwch ailgydio mewn hen hobi neu dechreuwch un newydd. Pan oeddwn i'n rhan o'r rhaglen oedd yn golygu treulio cyfnodau yn yr ysbyty, mi ddechreuais i dynnu lluniau gyda phastelau. Dwi'n dal wrthi gyda'r hobi newydd hwn ac yn ei rannu â fy mhlant. Mi ddechreuais i chwarae'r gitâr hefyd.

Dyna ambell syniad i'ch helpu chi i ddechrau mynd i'r cyfeiriad iawn. Dwi'n credu po fwyaf o strategaethau rydych chi'n eu defnyddio, cyflymaf yw'r adferiad. Mae'n hanfodol eich bod chi'n gofyn am gymorth. Mae gormod o bobl yn cuddio'u hiselder ac mae llawer yn dechrau rhoi meddyginiaeth iddyn nhw'u hunain. Ewch ati i ofyn am yr help sydd ei angen arnoch chi. Derbyniwch y cymorth. Gwnewch yr ymdrech angenrheidiol i wella. Dwi'n gwybod ei bod hi'n haws dweud na gwneud, dwi'n gwybod o brofiad.

Camau bach. Fe gyrhaeddwch chi. Byddwch yn gwella. Dydych chi ddim ar eich pen eich hun!

Gyda thosturi,

Al

ODDI WRTH CEINWEN

Annwyl Chi,

Os ydych chi'n darllen hwn, mae'n rhaid ei bod hi'n anodd i chi ymdopi, yn anodd dod o hyd i unrhyw beth yn eich bywyd o unrhyw werth. Does dim sbel hir ers i mi deimlo felly hefyd.

Efallai mai'r cyfan y gallwch chi ei wneud yw dymuno y gallech chi ddod â'ch dioddefaint diddiwedd i ben. Mae bywyd wedi troi'n ddim mwy na bodoli, dim ond eisiau cysgu er mwyn dianc rhag meddyliau diddiwedd am eich diffyg gwerth. Efallai eich bod chi wedi colli pob gobaith ac na allwch chi weld unrhyw bosibilrwydd y bydd eich bywyd yn gwella. Yn llawn euogrwydd a chywilydd, ydych chi wedi agor y llenni heddiw neu hyd yn oed yr wythnos yma, neu'r mis yma? Ydych chi wedi ymolchi neu wisgo? Ydy'r lle'n gymaint o lanast fel mai'r oll allwch chi ei wneud yw rhedeg yn ôl i'r gwely a chuddio dan y *duvet*?

Felly roeddwn i. Y tu ôl i lenni wedi'u cau fe dreuliais i fisoedd mewn cyflwr o gywilydd aflan. Yn dymuno y gallwn i roi diwedd ar bopeth, cymryd pob pilsen yn y tŷ, ond yn gwybod y byddai methu'n waeth fyth, ac y byddai llwyddo'n achosi poen i'r ychydig rai a oedd yn dal i boeni amdana i.

Roedden nhw'n dweud fy mod i wedi teimlo fel hyn o'r blaen ac wedi dod drosto, ond roedden nhw'n anghywir. Wnes i erioed golli pob gobaith, pob cymhelliant o'r blaen. 'Mae'n rhaid i ti drio,' medden nhw, heb ddeall fy mod i wedi bod yn trio ar hyd y flwyddyn, a dyma'r canlyniad. Am flwyddyn gyfan fe geisiais i feithrin rhwydwaith o bobl a gweithgareddau, pethau i wneud fy mywyd yn werth chweil. Fe agorais ddrysau, ond doedd dim byd y tu mewn i mi. Fe dreuliais i amser mewn ystafelloedd ond cefais fy ngwthio allan. Yn y pen draw, dryswch, gorbryder a braw oedd yn rheoli popeth. Mae fy niolch yn fawr i'r rhai, gyda'u geiriau tyner a'u rhodd o amser, a sicrhaodd fy mod i'n ddiogel ar yr adegau hyn.

Efallai fy mod i wedi trio'n rhy galed ond y dewis arall oedd unigedd llwyr. Nawr, heb ddim byd ar ôl i roi cynnig arno, allwn i ddim goddef dim mwy, felly fe giliais. Cuddiais oddi wrth y byd nad oeddwn i'n perthyn iddo, na allwn i ymdopi ag e. Roedd pob tasg syml yn amhosib. Fe geisiais fynd i'r afael â'r hyn oedd wedi digwydd, gofyn i fi fy hun beth roeddwn i wedi'i wneud oedd mor ofnadwy. Dyna sut roedd hi a sut y byddai hi am byth.

Helô chi, ydych chi'n dal i ddarllen? Oes unrhyw ran o'r disgrifiad uchod yn canu cloch? Ydy'ch bywyd chi'n wag o bleser a'ch pen yn llawn meddyliau erchyll, pob gobaith ac optimistiaeth wedi hen ddiflannu? Os felly, daliwch ati i ddarllen oherwydd bod eich bywyd chi'n gallu gwella, yn union fel mae fy un i wedi gwella.

Roedd meddyginiaeth yn help i leddfu'r gorbryder a'r panig ond roedd gan yr iselder a'r teimlad o fod yn gwbl ddi-werth afael tyn ynof i. Fe gymerodd amser a llawer o amynedd gan ffrind neu ddau a oedd yn anfon neges destun, yn ffonio ac yn ymweld â mi bob amser. Wnaethon nhw ddim fy meirniadu i erioed, roedden nhw'n cydnabod ac yn canmol unrhyw lwyddiant bach bob amser, fel gwisgo neu agor y llenni. O

dipyn i beth roeddwn i'n gallu gweld eu bod nhw'n ymweld
â mi oherwydd eu bod nhw'n fy hoffi i ac yn poeni amdana
i, ac er fy mod i'n dal i deimlo'n annheilwng, roedd yn rhoi
rhywfaint o gysur ac yn fy amddiffyn.

Roeddwn i'n lwcus gyda'r tîm iechyd meddwl a gynigiodd
weithiwr cymorth i mi. Roeddwn i heb gael gweithiwr
cymorth erioed o'r blaen a doeddwn i ddim yn gwybod beth
i'w ddisgwyl. Fe ges i rywun a oedd yn gwrando ac yn deall.
Gyda'n gilydd, fe rannon ni baneidiau di-ri a mynd i siopa.
Cefais fy ailgyflwyno i fy ochr greadigol pan aeth hi â mi i
grŵp lleol lle bues i'n gwehyddu, yn gwnïo, yn gwneud *papier
mâché*, ond yn bwysicach na dim, yn cysylltu â phobl. Cafodd fy
nymuniad i fod yn agos at natur ei adfywio – ei wylio, ei siapio
– ac fe es yn ôl at gynnal a chadw gardd canolfan i fenywod fel
gwirfoddolwr, yn codi'r dail i gyd ac yn plannu bylbiau.

Pe bai unrhyw un wedi dweud wrtha i y byddwn i'n
ysgrifennu hyn yn y dyddiau tywyll hynny y llynedd, fyddwn i
ddim wedi'u credu nhw. Yn syml, daeth yr amhosib yn bosib.

Dwi'n ofnus o hyd, ond dwi'n cerdded eto a dwi'n mwynhau
dod i wybod i ble mae'r llwybr yma'n mynd.

Gobeithio y byddwch chi'n gallu cymryd y camau cyntaf
hynny cyn hir hefyd a dod o hyd i lwybr sy'n bleserus a bywyd
sydd ag ystyr ac, yn anad dim, GOBAITH.

Ceinwen

ODDI WRTH KENNEDY

Annwyl Chi,

Dwi'n deall nad ydych chi eisiau codi o'r gwely heddiw. Dydych chi ddim eisiau siarad â neb am ddim byd. Rydych chi'n teimlo bod byw yn wastraff amser.

Dwi yma i ddweud wrthych chi fod adferiad yn bosib. Rhywbeth dros dro yw poen ac fe allwch chi oresgyn unrhyw beth.

Ryw ddydd bydd eich awyr gymylog yn troi'n las a bydd yr haul yn tywynnu ac yn dangos yr holl brydferthwch na allwch ei weld ar hyn o bryd.

Peidiwch byth â rhoi'r ffidil yn y to – wnes i ddim, a dwi ddim eisiau i chi wneud hynny chwaith.

Cofiwch, mae creithiau'n arwydd eich bod chi'n gryf, nid eich bod chi'n wan.

Cariad,
Kennedy

ODDI WRTH JOHN

Annwyl Chi,

John ydw i a dwi'n dioddef pyliau o iselder. Fe ddechreuon
nhw pan oeddwn i yn fy arddegau cynnar ac fe barhaon nhw,
heb unrhyw driniaeth, nes fy mod i'n 51. Dwi'n 53 erbyn hyn
ac wedi bod yn cael triniaeth ers dwy flynedd. Dwi'n credu y
bydda i'n parhau i gael triniaeth am flynyddoedd lawer i ddod
ac mae hynny'n iawn. Cymerodd flynyddoedd lawer i mi fod
mor sâl ag yr oeddwn i, felly dydy hi ddim yn syndod i mi y
bydd yn cymryd blynyddoedd lawer i wella.

Ar y dechrau, doedd y pyliau o iselder ddim yn para'n hir,
gyda hwyliau tywyll ddim ond yn ymweld â mi am y dydd.
Dros y blynyddoedd, aeth digalondid yn ddyfnach ac yn fwy
dwys. Pan oeddwn yn 51 oed, roedd y pwl wedi para am
flynyddoedd ac roedd yn dywyll iawn.

Gallwn rygnu 'mlaen a disgrifio pa mor ddi-werth roeddwn
i'n teimlo, y blinder, pwysau'r cyfnod o iselder a mwy. Rydych
chi'n gwybod hyn eisoes o'ch profiad chi. Mae angen i chi
wybod felly, er na alla i wybod beth yw'ch poen chi, a'i fod yn
unigryw i chi, y galla i ddeall yn bendant.

Dwi'n dechrau drwy gyffesu. Ar 2 Medi 2014, pan oeddwn
i'n 51 oed, fe geisiais i fy lladd fy hun. Dwi'n cyffesu hyn
wrthych chi fel eich bod yn gwybod gymaint oedd fy nhrallod,
pa mor brin o hunan-werth roeddwn i.

Ar 3 Medi, roeddwn i'n berson gwahanol iawn i'r diwrnod

cynt. Roeddwn i'n dal i fod yn chwilfriw, ond roeddwn i wedi sylweddoli bod angen i mi ddarganfod beth oedd yn bod. Os ydych chi'n darllen y llythyr hwn, rydych chi wedi dod i'r un casgliad a dwi'n eich canmol chi am hynny.

Mae fy adferiad wedi bod yn araf ond yn gyson. A dweud y gwir, dydy'r broses ddim wedi bod yn un syth o bell ffordd – dringo a disgyn am yn ail, camau ymlaen a chamau'n ôl ac ambell dro anghywir. Serch hynny, dwi mewn lle gwell o lawer erbyn hyn.

Dechreuodd fy adferiad pan ofynnais i am help. Dyna'r oll roedd ei angen, y cais syml hwnnw. Ond roedd yn gais a oedd y tu hwnt i 'ngallu i'w fynegi mewn geiriau am gyfnod llawer rhy hir. Am gyfnod llawer rhy hir, roedd gen i gywilydd ohono i fy hun, ond mae'r teimlad hwnnw'n gyfarwydd i chi eisoes, ac fe gadwodd y cywilydd hwnnw fi'n fud.

Unwaith y llwyddais i ddod o hyd i'r llais hwnnw, y cryfder mewnol hwnnw i ofyn am help, newidiodd pethau er gwell. Dysgais fy mod i'n sâl, bod gan fy salwch enw a bod ganddo felly ddulliau triniaeth hysbys hefyd. Roedd ei enwi'n gwanhau llawer o rym y tywyllwch roeddwn i wedi byw ynddo gyhyd. Cafodd ei wendidau eu datgelu.

Er enghraifft, mae anhwylder iselder mawr, yr enw, yn ceisio meithrin teimlad hollbresennol o annheilyngdod, y celwydd. Mae'n gosod hidlydd ar ein meddyliau a'n hemosiynau lle nad oes croeso i feddwl rhesymol a lle mae emosiwn yn anghyflawn. Mae'r emosiwn rydyn ni'n ei brofi yn hepgor yr holl bethau cadarnhaol sy'n bodoli o'n cwmpas ni. Mae'r hyn dwi'n ei ddweud yn gyfarwydd i chi, y byd hwnnw rydych chi'n ei weld lle mae pobl yn chwerthin ac yn caru ac yn dod o hyd i fwynhad sydd ychydig tu hwnt i'ch cyrraedd chi.

Mae hidlydd anhwylder iselder mawr yn dweud celwydd wrthyn ni. Gwaith yr hidlydd hwn sy'n dweud wrthyn ni ein bod yn gwneud hyn yn wael ac yn gwneud y llall yn wael, a'r gwir amdani yw nad ydyn ni ddim gwaeth na dim gwell na phawb arall. Rydyn ni, fel y gwyddoch chi'ch hun, yn sâl. Unwaith y byddwch chi wedi deall beth yw'r hidlydd hwn mewn gwirionedd, sef arf sy'n camddefnyddio, gallwch ddechrau gweld trwy ei dwyll. A gall adferiad ddigwydd.

Y llwyddiant cyntaf yn fy adferiad oedd gofyn i fy rhieni am help. Yr ail oedd gwneud galwad ffôn syml, cysylltu ag Asiantaeth Iechyd Meddwl Canada, ac eto gofyn am help. Yn ffodus eto i mi, fe wnaethon nhw wrando a derbyn fy nghais, er, fel unrhyw fiwrocratiaeth, ddigwyddodd hynny ddim ar unwaith. Dwi'n sôn am hyn fel na fyddwch yn synnu at yr oedi anochel y byddwch yn ei wynebu cyn cael triniaeth.

Camau mor syml: penderfyniad i ofyn am gymorth a galwad ffôn i'w ddechrau. Mae'r camau hyn o fewn eich gallu chi. Dydyn nhw ddim anoddach na'ch ymdrech i godi o'r gwely a dwi'n gwybod y gallwch chi wneud hynny, ambell ddiwrnod. Felly, ar un o'r dyddiau gwell hynny, ac fe gewch chi rai, dwi'n eich annog i wneud yr un alwad ffôn hon i'r asiantaeth iechyd meddwl yn eich ardal chi.

Dwi hefyd yma am dynnu'ch sylw chi at 'The Four Agreements' gan Don Miguel Ruiz ac yn enwedig y pedwerydd cytundeb, sef Gwnewch Eich Gorau Bob Amser. Ar 3 Medi fy ngorau, y cyfan roeddwn i'n gallu ei wneud, oedd gofyn am help. Dim mwy, dim llai. Ar 4 Medi, fy ngorau oedd dod o hyd i rif ffôn a'i ffonio. Rai dyddiau, fy ngorau oedd aros yn y gwely. Ond bob dydd fe wnes i fy ngorau, beth bynnag oedd y gorau hwnnw. Ac wrth wneud hynny fe wthiais fy adferiad yn ei flaen. Does gen i ddim amheuaeth y gallwch chi wneud hyn hefyd.

Ydych chi'n cofio i mi grybwyll bod anhwylder iselder ysbryd yn dwyllodrus? Gallwch herio'r twyll hwnnw trwy gadw rhestr o'ch llwyddiannau. Bob diwrnod, ysgrifennwch beth wnaethoch chi'r diwrnod hwnnw, ysgrifennwch beth oedd eich gorau. Bydd eich salwch yn dweud wrthych nad oedd dim yn orau, ond bydd eich geiriau chi yn dangos y gwir ac yn torri drwy'r twyll. Unwaith eto, mae hwn yn beth mor syml i'w wneud, yn beth syml sydd o fewn eich gallu.

Fy nghais terfynol i chi: cadwch Ddyddiadur Diolchgarwch. Bob nos, cyn i chi fynd i'r gwely, ysgrifennwch beth rydych chi'n ddiolchgar amdano'r diwrnod hwnnw. Meddyliwch am hynny, gan ganiatáu i'r teimlad o ddiolchgarwch eich llenwi chi. Os gallwch chi, ysgrifennwch dri pheth. Os na allwch chi, ysgrifennwch yr un peth dair gwaith. Cadwch y teimlad hwnnw o ddiolchgarwch wrth i chi fynd i gysgu. Fel gyda phopeth arall dwi'n gofyn i chi ei wneud, dwi'n gwybod bod hyn o fewn eich gallu. Dwi'n gwybod hyn, oherwydd ei fod o fewn fy ngallu i. Alla i ddim pwysleisio ddigon pa mor fuddiol mae cadw Dyddiadur Diolchgarwch wedi bod i mi, ond dwi'n gwybod i mi ddechrau edrych ymlaen at y bore a'i weld fel y cyfle yr oedd mewn gwirionedd.

Rhaid i mi orffen nawr. Ar ôl darllen hwn, mae'n siŵr eich bod chi wedi blino ac yn teimlo wedi'ch llethu. Dwi'n gwybod fy mod i ar ôl ei ysgrifennu.

Dwi'n dymuno'n dda i chi a phob llwyddiant ar eich taith.

Eich ffrind,

John

ODDI WRTH JOSEPH

Annwyl Chi,

Dwi wedi dioddef o iselder adweithiol am ran helaeth o 'mywyd i fel oedolyn; y prif resymau amdano oedd priodas yn dod i ben, dod i delerau â fy rhywioldeb, ac euogrwydd wrth i 'nheulu chwalu.

Dwi'n dod o gefndir Catholig ac roeddwn i'n gyfarwydd iawn â'r syniad bod 'Duw'n helpu'r rheiny sy'n helpu eu hunain'. Daeth hwn yn fantra i mi; rhoddais fy holl egni yn fy ngwaith fel gweithiwr iechyd meddwl proffesiynol a chau'r meddyliau du allan. Fe weithiodd hyn am gyfnod ac yna'n sydyn ac yn ddirybudd roeddwn i'n llanast. Wrth edrych yn ôl, roedd yr holl arwyddion yno ond roeddwn i'n canolbwyntio gymaint ar fy helpu fy hun, fe anghofiais fod iselder yn gallu bod mor llechwraidd.

Am y tro cyntaf yn fy mywyd fe brofais i rym anhygoel y meddwl. Ar adegau, cefais fy llorio gan nerth y teimladau o ddiffyg gwerth llwyr ynghyd â dychmygu fy lladd fy hun ond, i'r gwrthwyneb, roeddwn i'n teimlo ar adegau eraill fy mod i'n bodoli mewn gwagle heb unrhyw emosiynau o gwbl. Roeddwn i'n ffodus fod fy meddyg teulu yn ddigon ymwybodol o faterion iechyd meddwl fel ei bod hi'n gallu gweld nad oeddwn i'n barod am 'therapïau siarad' bryd hynny, a bod angen meddyginiaeth arna i i godi fy hwyliau er mwyn i mi allu cymryd rhan yn y therapi.

Roeddwn i'n ymwybodol y gallai meddyginiaeth gymryd hyd at chwe wythnos i ddechrau gweithio go iawn; roedd chwe munud yn teimlo'n amser rhy hir i barhau yn y cyflwr hwn, roedd yn rhaid i mi deimlo'n well ar unwaith. Roedd canlyniadau'r ddwy daith i'r Adran Damweiniau ac Achosion Brys o fewn wythnos i'w gilydd yn wahanol iawn. Y tro cyntaf roeddwn i wedi fy nychryn yn llwyr y byddai'r seiciatrydd ar ddyletswydd yn fy nghadw i yno, ar yr ail achlysur roeddwn yn ddychryn i gyd y byddwn yn cael fy anfon adref. Dydy wardiau seiciatrig ddim yn fannau braf ond roeddwn i'n teimlo'n ddiogel. Dyma'r trobwynt i mi: doeddwn i ddim yn gwbl gyfrifol amdana i fy hun – roedd rhywun arall yn gyfrifol. Trwy fy nghynllun triniaeth, fe ddes i ddeall bod y syniad o roi diwedd ar fy mywyd fy hun yn ymwneud â rheolaeth.

Roeddwn i wedi byw gyhyd yng nghanol trobwll o emosiynau nes fy mod i'n teimlo nad oedd gen i unrhyw reolaeth o gwbl. Felly byddai hunanladdiad wedi bod yn ddewis terfynol er mwyn bod yn feistr ar fy nhynged fy hun. Cefais help gan fy ngweithiwr allweddol i osod targedau realistig, rhai bach iawn i ddechrau, ac i ganolbwyntio ar ddiwedd pob dydd ar y pethau cadarnhaol roeddwn i wedi'u cyflawni yn hytrach na'r pethau negyddol. Cefais help i bwyso a mesur fy mywyd ac i gynllunio ar gyfer yr adeg pan na fyddwn i'n gweithio mwyach nac yn cael y cyswllt cymdeithasol roedd fy swydd yn ei roi i mi.

Yn bwysicaf oll cefais help i gael argraff gadarnhaol ohono i fy hun ac i ddod i ddeall bod rhai pethau mewn bywyd nad ydyn ni'n gallu eu rheoli. Felly does gennym ni ddim rheswm i deimlo'n euog yn eu cylch. Dwi wedi bod yn iach nawr ers dros bum mlynedd; dwi'n dal i gael ambell ddiwrnod pan fydda i'n teimlo bod cwmwl du yn llechu a dyna pryd dwi'n cofio saith peth:

Adfer eich hyder.

Ailadeiladu eich bywyd.

Dibynnu ar gefnogaeth a dealltwriaeth.

Adennill parch.

Adfer eich ffydd.

Ailgynnau eich creadigrwydd.

Parchu eich meddwl prydferth.

Dydy fy siwrne i at iechyd meddwl da ddim wedi bod yn hawdd ond dwi'n berson llawer cryfach yn ei sgil. Dwi wedi cael cymorth ar hyd y ffordd gan wahanol weithwyr proffesiynol a ffrindiau gwych. Allwn i ddim bod wedi gwneud hyn ar fy mhen fy hun.

Diolch am roi o'ch amser i ddarllen hwn a chofiwch – does dim angen i chi deithio ar eich pen eich hun ble bynnag rydych chi arni ar eich taith.

Dymuniadau gorau,

Joseph

ODDI WRTH JESS

Annwyl Chi,

Efallai eich bod chi'n orbryderus, gydag ofnau'n corddi'n ddiddiwedd yn eich meddwl ac yn eich bol, ddydd a nos. Mae'r meddyliau hyn yn cynnig proffwydoliaeth ffug am eich dyfodol ac amdanoch chi. Byddwch yn gweld y byd yn wahanol hefyd, ymhen amser.

Efallai eich bod chi'n eich casáu'ch hun, oherwydd yr hyn rydych chi'n credu eich bod chi wedi'i wneud neu oherwydd pwy rydych chi'n credu ydych chi. Coeliwch fi, mae'r rhai sydd wedi'ch caru chi yn eich caru chi o hyd. Byddwch yn gwybod bod hyn yn wir hefyd, ymhen amser.

Efallai eich bod chi'n teimlo anobaith ac nad oes diwedd ar yr uffern yma? Gwrandewch arna i, dim ond hunllef gas yw hi. Byddwch yn deffro i fywyd gwell hefyd, ymhen amser.

Efallai eich bod chi'n methu teimlo dim byd, eich emosiynau mewn niwl oer. Dim ond dyfnder gaeaf yw hyn. Daw'r gwanwyn, yr haf a'r hydref i chi hefyd, ymhen amser.

Efallai y byddwch chi'n teimlo eich bod chi ar ben eich hunan bach. Credwch chi fi, dydych chi ddim. Mae nifer o bobl yn sefyll wrth eich ymyl chi nawr, ochr yn ochr yn y tywyllwch.

Rydyn ni yno ond allwch chi ddim ein gweld ni. Mae hyd

yn oed mwy ohonom wedi bod 'yno', ond eto rydym wedi dod adref. Byddwch chithau hefyd, ymhen amser.

Fe wnewch chi wella.

Jess

Wrth reoli iselder mae angen cyfri'r eiliadau bach o obaith. Gallu gwenu ychydig, gweld golygfeydd rydych chi'n gwirioni arnyn nhw, chwerthin wrth wylio rhaglen deledu.

ODDI WRTH SUZANNE

Annwyl Chi,

Dwi ddim yn gwybod a fyddwch chi'n darllen hwn oherwydd pan oeddwn i'n teimlo fel rydych chi'n teimlo, doeddwn i ddim yn darllen dim byd. Roeddwn i mewn rhyw fath o le marw lle'r oedd popeth yn symud yn gyflymach na fi, roedd fel gwylio'r byd trwy wydr.

Doeddwn i ddim yn gwybod fy mod i'n dioddef o iselder oherwydd fy mod i'n meddwl bod iselder yn golygu crio, ac felly y mae i rai pobl. Ond i mi, roedd yn rhwyg, yn golli cysylltiad, colli fy ngallu i feddwl hyd yn oed, a cholli fy hoff beth yn y byd, fy ngallu i ddawnsio. Dwi'n cofio'r noson – codi i droelli a siglo a methu'n lân â dod o hyd i'r rhythm. Ond doeddwn i ddim wedi dychryn nac yn poeni'n arw, a dyna sy'n digwydd gyda rhai mathau o iselder. Roeddwn i mewn rhyw benbleth niwlog ac es i adref. Un fantais yw nad oeddwn i byth yn meddwl am ladd fy hun, mae'n debyg oherwydd nad oeddwn i'n gallu meddwl am ddigon o eiriau ar gyfer hynny. Er, pe bawn i wedi cael fy ngadael ar draeth gyda'r llanw'n dod i mewn, efallai na fyddwn wedi gallu meddwl am ddigon o eiriau i ddianc chwaith.

Aeth sawl blwyddyn heibio cyn i'r ysbryd hwnnw ddod yn ôl, ond fe wnaeth. Yn y cyfamser, byddwn i'n rhedeg adref o'r arhosfan os oedd y wawr yn torri cyn i'r bws gyrraedd, byddwn i'n gwneud gwaith ffeilio a doedd hynny ddim yn fy niflasu i, er y byddai wedi diflasu unrhyw un arall yn llwyr, yn mynd ati fel sombi difywyd bron, tan i wreichionen fach gynnau yn rhywle un diwrnod. Dim ond y llygedyn lleiaf o olau a ddaeth yn fwy disglair dros y misoedd nesaf ac a losgodd y niwl yn araf bach ac agor y waliau gwydr. Dwi ddim yn gwybod o ble ddaeth y golau, ddim mwy nag ydw i'n gwybod o ble ddaeth y niwl, ond dyna lle roedd o.

Mae'n flynyddoedd lawer ers hynny bellach, ond os mai chi yw hwn, fe hoffwn i chi wybod bod mynd ati'n ddiwyd wedi gweithio. Doeddwn i ddim yn gwybod fy mod i'n gweithio ar fy adferiad oherwydd doeddwn i ddim yn gwybod fy mod i'n gwella o rywbeth yn y lle cyntaf. Wrth edrych yn ôl, fe sylweddolais mai dal ati a arweiniodd at y wreichionen honno, a'r wreichionen at dân, a'r tân at y lliw a'r gerddoriaeth yn dod yn ôl. Dwi'n cael ambell eiliad dywyll o hyd ond erbyn hyn mae hynny'n teimlo'n debycach i ymweliad cyflym â'r llawr isaf cyn dychwelyd i'r lifft ac esgyn i'r lloriau uchaf eto.

Wna i byth anghofio'r gwactod a grëwyd gan yr iselder, ond mae wedi fy ngwneud i fel ydw i a dwi'n hapus iawn gyda'r person hwnnw. Felly dyma ddiolch i adferiad hirfaith, fel pe baech mewn breuddwyd, heb fod rhaid i chi wybod beth rydych chi'n ei wneud er mwyn cyrraedd y pen arall. Dwi'n dymuno hynny i chi nawr a phob dydd o hyn ymlaen.

Suzanne

ODDI WRTH TREVOR

Annwyl Chi,

Dwi'n gwybod eich bod chi'n casáu pobl yn dweud wrthych chi eu bod nhw'n gwybod sut beth yw iselder oherwydd eu bod nhw wedi bod braidd yn drist unwaith pan gollon nhw eu bochdew anwes. Ond maen nhw'n dweud eu bod nhw wedi mynd allan i redeg a bod popeth yn iawn eto o fewn dim, a phe byddech chi'n gwneud ychydig mwy o ymdrech, byddech chi'n gallu troi eich cefn ar yr iselder a theimlo'n well. Dwi'n gwybod eich bod chi'n teimlo sarhad: ydyn nhw'n dweud wrth bobl sydd â chanser i droi cefn ar hynny? Dydy'r rhain ddim yn bwriadu peri unrhyw loes, ond mae'r byd yn llawn ohonyn nhw, a fyddan nhw o ddim help i chi o gwbl. Pan fyddwch chi'n teimlo'n gryfach fe allwch eu rhoi nhw ar ben ffordd, ond weithiau bydd rhaid i chi eu hanwybyddu. Dim ond hyn a hyn o gryfder sydd gennych chi.

Dydy cael iselder clinigol dwys yn ddim byd tebyg i fod ychydig yn drist. Dydych chi ddim eisiau gwneud dim byd, dydych chi ddim eisiau codi o'r gwely, dim ond cysgu, ond mae eich patrymau cysgu wedi'u drysu. Efallai y byddwch yn treulio'r noson gyfan yn rhythu ar y cloc, cyn teimlo'n ofnadwy ac wedi blino'n lân fore trannoeth. Rydych chi'n bwyta gormod neu ddim yn bwyta digon. Rydych chi'n bwyta bwydydd rydych chi'n gwybod nad ydyn nhw'n gwneud dim lles i chi. Rydych chi'n ei chael hi'n anodd cyflawni tasgau cynnal a chadw sylfaenol bywyd, ac mae hynny'n eich gwneud chi'n fwy isel fyth wrth iddyn nhw bentyrru o'ch cwmpas chi. Does dim byd yn rhoi pleser i chi ac allwch chi ddim dychmygu cael pleser byth eto. Ond nid dim ond diffyg pleser yw iselder: mae'n wirioneddol boenus. Mae'n teimlo fel rhywun yn troi cyllell chwilboeth yn eich enaid. Rydych chi'n eistedd yn y tywyllwch ac eisiau crio drwy'r amser ac rydych chi'n meddwl am farwolaeth a faint o ryddhad fyddai hynny. Ddylai pobl ddim gorfod dioddef y fath boen, felly dydych chi ddim yn synnu bod cynifer yn brifo neu'n lladd eu hunain. Byddwch yn meddwl am ymuno â nhw – ond da chi, peidiwch â gwneud hynny.

Fe gewch chi adegau di-ri pan fyddwch chi'n meddwl fod y cyfan yn hollol anobeithiol ac yn teimlo fel rhoi'r gorau iddi. Dyna pryd mae angen i chi gofio dau beth. Yn gyntaf, mae ambell beth y gallwch chi ei wneud a fydd yn help mawr. Ewch i weld gweithiwr proffesiynol os nad ydych chi wedi gwneud hynny'n barod. Gofynnwch am feddyginiaeth (ond cofiwch, yn anffodus, y gall meddyginiaeth wrthiselder gymryd wythnosau i weithio). Aeth sawl blwyddyn heibio cyn i mi gael y feddyginiaeth yn iawn (neu gystal ag y gallai fod, yn fy marn i). Ceisiwch fwyta'n iach a chadw at batrwm cyson o gysgu a bod ar ddi-hun. Gofalwch eich bod yn cael awyr iach, ymarfer corff a golau. Cadwch at batrwm cyson. Bydd hyn yn anodd ond fe gewch chi fân fuddugoliaethau – bydd y rhain yn eich atal rhag mynd yn is ac efallai y byddan nhw'n gwella'ch hwyliau chi hyd yn oed. Ac yn bwysicaf oll, siaradwch â phobl. Un o'r pethau gwaethaf am iselder yw'r teimlad ofnadwy o unigrwydd a dieithrio y mae'n ei greu. Bydd siarad â phobl eraill yn eich helpu chi i gofio bod llawer o bobl eraill yn union fel chi – a rhai, choeliech chi byth, yn waeth eu byd. Chwiliwch amdanyn nhw a siaradwch â nhw. Mae'n haws nawr gyda'r rhyngrwyd – mae blogiau a fforymau rif y gwlith ar gael y gallwch bori drwyddyn nhw heb orfod gwneud yr hyn sy'n teimlo fel ymdrech aruthrol, sef codi o'ch cadair. Mae llawer o gofiannau a bywgraffiadau am iselder hefyd a fydd yn lleddfu'ch ymdeimlad o unigedd ac anobaith. Darllenwch nhw ac fe welwch fod eraill wedi bod ble rydych chi nawr ac wedi llwyddo i ddod o'r fan honno.

Yn ail, ac yn bwysicaf oll, rhaid i chi gofio bod popeth yn dod i ben. Byddwch chi'n gwella y tro hwn oherwydd eich bod chi wedi gwella yn y gorffennol. Gall gymryd dau fis, gall gymryd mwy byth o amser, ond yn y pen draw byddwch chi'n teimlo'n well eto. Mae'n haws ymdopi â rhywbeth os ydych chi'n gwybod bod pen draw iddo, ac fe fydd pen draw. Mae eich gorffennol yn rhagweld eich dyfodol. Os mai hwn yw'ch pwl cyntaf o iselder, does gennych chi ddim profiad i'ch helpu chi, felly gwrandewch ar beth mae pobl eraill yn ei ddweud. Yn sicr, fy mhrofiad i yw fy mod i wedi gwella bob tro, ac yn fy oriau duaf, y gred y bydd pethau'n gwella yw'r unig beth sy'n fy nghadw i'n fyw. Felly hyd yn oed os oes angen i chi gyfri'r eiliadau, cofiwch na fydd pethau cynddrwg ymhen amser. Efallai fod llawer o eiliadau gwael ar ôl, ond mae eiliadau'n gwibio heibio. A phan fyddwch chi'n well eto, byddwch chi'n gwerthfawrogi cystal y gall pethau fod. Pan fyddwch chi wedi bod yn edrych ar fyd du a gwyn am amser maith, gall fflach sydyn o liw fod yn anhygoel.

Pob lwc.

Trevor

ODDI WRTH JAMES

Annwyl Chi,

Mae triog tywyll y salwch yma yn gwneud i chi feddwl na fyddwch chi byth yn iach. Efallai y byddwch chi am roi diwedd ar eich bywyd, neu frifo'ch hun neu beidio â theimlo poen annioddefol beth bynnag sydd wedi achosi hyn.

Mae fel petai'n amhosib y byddwch chi'n teimlo'n normal byth eto, teimlo fel yr oeddech chi, chwerthin, neu beidio â meddwl am y boen.

Mae unigrwydd y salwch hwn yn amhosib o greulon – gall deimlo fel petai neb yn deall pa mor ofnadwy yw e. Er na all neb arall ddilyn y teimladau a'r emosiynau sydd gennych chi'n llwyr, mae llawer o bobl eraill wedi teimlo'r tywyllwch hwn ac wedi dod drwyddo a byw bywydau llawn. Mae hi'n bosib. Gydag amynedd, gofal, gorffwys a chariad, fe fyddwch chi'n gwella. Mae'ch corff yn dweud wrthych am stopio, am ddringo oddi ar y ceffyl ac eistedd yn y stabl am sbel.

Gofynnwch am help, mynnwch gael help – rydych chi'n bwysig hyd yn oed os nad ydych chi'n teimlo hynny. Cofiwch eich bod yn bwysig i bobl a'u bod nhw eisiau i chi fod yma. Mae pobl yn eich caru chi ac eisiau i chi fyw.

Gobaith yw'r un peth sy'n brin mewn iselder a dyna'r union beth sydd ei angen arnon ni pan fyddwn ni'n sâl.

Dwi'n gobeithio y byddwch chi'n parhau i fyw. Dwi'n gobeithio y byddwch chi'n gwella.

James

ODDI WRTH JON

Annwyl Chi,

Fy enw i yw Jon. Dwi'n saer coed ac mae gen i wraig a dau blentyn ifanc.

Ddwy flynedd yn ôl fe ges i iselder; dwi ddim yn gwybod pa mor hir barodd e, dwy flynedd efallai, ond am y flwyddyn olaf o leiaf roeddwn i'n meddwl am ladd fy hun drwy'r amser (bron bob munud effro o'r diwrnod). Fe ddes i'n gymaint o arbenigwr ar ei guddio ac 'ymdopi', byddwn i'n chwarae gyda'r plant ond yn fy nychmygu fy hun yn crogi ar yr un pryd.

Dim ond nawr dwi'n sylweddoli pa mor sâl oeddwn i. Fe gymerodd gryn amser i mi wella ac roedd yn golygu ymdrech fawr yn aml. Weithiau (wrth i mi wella) roedd teimlo'n hapusach yn ormod i'w oddef hyd yn oed.

Ddwy flynedd yn ddiweddarach, alla i ddim cofio llawer amdano – a dweud y gwir, mae wedi diflannu. Dwi'n edrych ar fy mhlant bob nos ac yn teimlo mor ddiolchgar am yr amser sydd gen i gyda nhw, dwi'n mwynhau fy ngwaith eto, ac anaml y bydd fy mhartner a minnau yn cyrraedd diwedd y dydd heb chwerthin am rywbeth gyda'n gilydd. Mae popeth yn wahanol iawn.

Dwi'n cofio meddwl, 'Pam na all neb weld cymaint dwi'n dioddef?' ond dwi'n ofni na allan nhw, ac mae angen i chi ddweud wrth y bobl (hyd yn oed os mai'r unig un y gallwch chi sôn wrtho am hyn yw eich meddyg teulu neu'r Samariaid).

Es i weld fy meddyg teulu gyntaf ac fe ges i le ar gwrs therapi ymddygiad gwybyddol (CBT) mewn grŵp. Roedd ymdopi â hynny'n anodd ac fe gefais i CBT un i un. Fe ddechreuais i gymryd cyffuriau gwrthiselder hefyd ac fe wnaeth y ddau beth weithio'n arbennig o dda i mi.

Dwi newydd orffen darllen *Stop Thinking Start Living* gan Richard Carlson. Dwi wedi fy argyhoeddi gant y cant gan ei agwedd at iselder; mae ei 'driniaeth' yn teimlo fel twyllo neu ateb cyflym ond mae WEDI gweithio'n dda i fi. Os ydych chi'n deall yr egwyddorion y tu ôl i CBT, dwi'n credu y gallai dull Carlson weithio i chi.

Dwi'n dal i gymryd tabledi gwrthiselder ac fe ges i sesiwn loywi y llynedd gyda grŵp CBT. Un diwrnod bydda i'n peidio â chymryd y tabledi gwrthiselder ond am y tro, ar hyn o bryd, dwi'n hapus.

Dwi'n hapus fy mod i'n ysgrifennu atoch chi, dwi'n hapus fy mod i'n meddwl amdanoch chi ac yn anfon fy nghariad atoch chi.

Dydych chi ddim yn berson drwg nac yn amhosib eich caru; rydych chi'n sâl, dyna'r oll. Dwi'n gafael yn eich llaw, fe gerdda i gyda chi.

Yn gywir,

Jon

ODDI WRTH ALISON

Annwyl Chi,

Does gen i ddim stori 'nodweddiadol' i'w hadrodd. Ac efallai ei bod hi'n iawn i mi ddweud nad oes gennych chi un chwaith. Oherwydd does dim un profiad penodol, does dim un ffordd safonol o ddatblygu a byw drwy'r meddyliau a'r teimladau hyn. Ond dydy hynny ddim yn golygu bod eich stori chi, na fy stori i, yn ddim llai nag unrhyw stori arall.

Prin fy mod i wedi dechrau fy mywyd pan oeddwn i am iddo orffen a dwi wedi treulio mwy o flynyddoedd yn teimlo'n isel ac yn orbryderus nag ydw i fel arall. Does dim unrhyw drawma neu ddigwyddiad diffiniol, dim newid mawr yn fy ngorffennol a'm trodd i o fod yn blentyn hapus heb boen yn y byd i fod yn ferch a oedd ar fin cyrraedd ei harddegau yn meddwl am hunanladdiad ac yn orbryderus am bopeth, bron iawn. Daeth drosof i'n llechwraidd a 'meddiannu i, gan fy newid o'r tu mewn allan.

Newidiodd iselder fy marn amdana i fy hun, fy marn am bobl eraill, ac fe ddiffiniodd fy mherthynas â 'nheulu, fy ffrindiau a gweddill y byd, a'i newid.

Gan 'mod i'n teimlo nad oedd gen i ddim byd i gwyno amdano, fe guddiais fy nheimladau am flynyddoedd lawer. Roeddwn i'n argyhoeddedig nad oeddwn i'n gallu cyfiawnhau sut roeddwn i'n teimlo mewn unrhyw ffordd, ac felly doeddwn i ddim yn haeddu cael help a chefnogaeth. Roeddwn i'n ofni cael fy ngweld fel merch felodramatig a oedd yn dyheu am gael sylw, dim ond merch ifanc freintiedig a oedd yn cymryd amser ac adnoddau oddi ar bobl a oedd mewn mwy o angen nag roeddwn i. Fe gollais i gymaint o flynyddoedd i dristwch anobeithiol oherwydd fy mod i'n argyhoeddedig nad oeddwn i'n werth fy helpu.

Ond dwi wedi dysgu fy mod i. Rydych chi hefyd. Does dim ots beth yw'r rheswm dros sut rydych chi'n teimlo, gallwch gyfiawnhau'r teimladau hynny ac rydych chi'n haeddu cael eich helpu, yn haeddu cael eich achub. Dwi erioed wedi bod yn fwy ofnus nag oeddwn i wrth ddatgelu fy nheimladau, rhyddhau pob emosiwn amrwd ofnadwy ac yna gofyn am help yn y pen draw. Fe gymerodd bron i bymtheg mlynedd i mi wneud hynny a dwi ddim yn difaru am eiliad, dim ond difaru disgwyl cyhyd.

Pan fyddwch chi yn nyfnderoedd iselder, y cyfan sydd o'ch cwmpas yw tywyllwch. O dipyn i beth, mae'r golau roeddech chi'n arfer ei weld yn cael ei lyncu gan y tywyllwch. Mae'n cau'r drws ar ddarnau ohonoch chi, weithiau'n araf, weithiau'r cyfan ar unwaith. A byddwch chi'n anghofio beth yw golau oherwydd eich bod yn tyngu nad ydych chi wedi'i weld erioed o'r blaen. Ond dwi'n addo i chi, fe fydd yna olau eto. Fe fydd yna olau bob amser.

Mae'r meddyliau a'r teimladau hyn yn eich ynysu chi. Roedden nhw'n gwneud i mi deimlo ar goll mewn bywyd roeddwn i wedi colli fy ffordd ynddo. Roeddwn i'n meddwl, er mwyn pobl eraill, bod rhaid i mi wneud hynny ar fy mhen fy hun oherwydd doeddwn i ddim yn deall pwy allai fy ngharu i fel hyn. Fe fyddai'n dda gen i petai rhywun wedi gafael yn fy llaw ar yr adegau hynny ac wedi dweud wrtha i nad oeddwn i ar fy mhen fy hun a bod rhywun yn fy ngharu i hyd yn oed os na allwn i deimlo hynny. A dyna beth dwi eisiau'i wneud i chi, gafael yn eich llaw i bob pwrpas a dweud wrthych chi, dydych chi byth ar eich pen eich hun.

Mae pobl yn eich caru chi, mae'r bobl o'ch cwmpas yn eich caru chi gymaint, hyd yn oed os na allwch chi glywed na theimlo'u cariad. Dwi'n addo ei fod yno a bydd yno bob amser. Ac mae cymaint o bobl yn y byd yn eiddgar i gwrdd â chi a'ch caru chi hefyd. A phan fyddwch chi'n cyrraedd y pwynt yn eich adferiad lle gallwch chi glywed a theimlo'r cariad hwnnw eto, bydd yn deimlad ysgubol. Yn araf, byddwch yn dysgu peidio â'i amau byth eto.

Does dim un profiad o ymdrechu i ymdopi â'ch iechyd meddwl a does dim un profiad o adferiad chwaith. Dwi wedi rhoi cynnig ar sawl peth i geisio cyrraedd y lan a dwi'n dal i fod wrthi'n ceisio gwneud hynny. Mae rhai pethau'n gweithio, dydy pethau eraill ddim yn gweithio ac mae hynny'n iawn. Dydy'r broses ddim yn hawdd, dydy hi ddim yn gyflym, mae yna adegau da a drwg. Ond fe ddarllenais i ddyfyniad gan Robert Frost unwaith, ac mae wedi aros gyda mi ers hynny. Mae wedi fy helpu i ac efallai y bydd yn eich helpu chi:

Mewn pum gair, gallaf grynhoi popeth dwi wedi'i ddysgu am fywyd: mae'n mynd yn ei flaen.

Nid eich gorffennol chi yw eich presennol ac nid eich presennol chi yw eich dyfodol.

Dwi'n dymuno nerth a chariad i chi a llwybr, yn anad dim, o'ch tywyllwch i'ch goleuni.

Alison

ODDI WRTH ZOE

Annwyl Chi,

Dwi'n gwybod nad yw pethau'n iawn ar hyn o bryd. Dwi'n gwybod eich bod chi'n teimlo fel rhoi'r gorau iddi. Dwi'n gwybod gymaint mae hynny'n brifo. Ond dwi'n gwybod hefyd y gallwch chi wella. Dwi'n gwybod oherwydd fy mod i wedi bod yno hefyd, a dwi'n gwella.

Dwi wedi cael anhawster gyda fy iechyd meddwl erioed. Roedd gen i berthynas agos iawn â thristwch erbyn i mi droi'n dair ar ddeg oed. Roedd crio nes 'mod i'n gryg a gorwedd yn effro am oriau diddiwedd bob nos cyn diwrnod ysgol yn rhan arferol o fy mhatrwm amser gwely. Pan es i oddi cartref a symud i'r ddinas i fynd i'r coleg, sbardunodd hynny iselder difrifol.

Roedd fy iselder yn achosi llesgedd mawr. Fe rois i'r gorau i fwyta, cysgu, cael cawod, cymdeithasu. Fe rois i'r gorau i fynd i ddosbarthiadau a chyflwyno aseiniadau mewn pryd. Fe rois i'r gorau i adael fy ystafell wely. Yna fe rois i'r gorau i godi o'r gwely.

Daeth bywyd pob dydd yn feichus. Byddwn i'n cerdded o fan i fan mewn breuddwyd, heb edrych ar oleuadau traffig pan oeddwn i'n croesi'r ffordd.

Doeddwn i ddim yn poeni am fy iechyd, fy addysg, na 'mywyd i, hyd yn oed. Collais bob teimlad. Fel cragen wag a gafodd ei gadael ar draeth, roeddwn i'n siŵr fy mod i'n ddi-werth.

Daeth meddyliau am hunan-niweidio a hunanladdiad law yn llaw â'r iselder. Roeddwn i wedi bod yn fy nghosbi fy hun yn fewnol am arwyddion o wendid a methiant ers blynyddoedd. Byddwn i'n fy meirniadu fy hun am unrhyw beth a oedd yn fy ngwneud i'n wahanol i 'nghyd-ddisgyblion, yn fy ngalw fy hun yn 'dwp', yn 'ddi-werth' ac yn 'ffŵl'. Erbyn i mi gyrraedd deunaw oed roedd angen allanoli'r hunanatgasedd hwnnw arna i. Dechreuais fy mrifo fy hun fel ffordd o ymdopi â'r boen fewnol. Roeddwn i eisiau dinistrio'r diffyg teimlad. Roeddwn i eisiau gwneud i mi fy hun deimlo rhywbeth.

Ychydig cyn fy mhen-blwydd yn bedair ar bymtheg oed dechreuais gael triniaeth ar gyfer fy salwch. Es i mewn i ystafell y meddyg teulu a dweud, 'Dwi ddim yn iawn.' Dyna oedd rhai o'r geiriau anoddaf i mi orfod eu dweud erioed, ond fe wnaethon nhw newid fy mywyd i.

Dechreuodd fy nhaith hir ac araf tuag at adferiad gyda chwnsela, gwasanaethau seiciatreg a meddyginiaeth. O fewn ychydig fisoedd llwyddwyd i reoli rhai o symptomau fy iselder. Roeddwn i'n gallu cysgu a bwyta eto. Ac ymhen amser, fe ddechreuais i deimlo eto o dipyn i beth.

Ar y dechrau, cipolwg sydyn fyddwn i'n ei gael. Fflach o wên go iawn pan fyddai rhywun yn adrodd stori ddoniol. Cynhesrwydd corff arall pan oedwn i'n cael cwtsh. Ton o deimlo'n haeddiannol pan oedd fy mam yn dweud, 'Dwi'n dy garu di.'

Ac yna dechreuais gynllunio ymlaen llaw. Marcio dyddiad yn y dyddiadur ar gyfer cyngerdd oedd fisoedd i ffwrdd, ymchwilio i gwrs ôl-raddedig a gyrfa bosib. Am y tro cyntaf yn fy mywyd roeddwn i'n gallu gweld rhyw fath o ddyfodol. Gallwn weld y gallwn i fyw hyd yn oed. Roedd gobaith am ddyfodol yn fflachio fel gwreichionyn trydan; roeddwn i'n dod yn ôl yn fyw yn raddol bach.

Ryw ddiwrnod, byddwch chi'n adnabod y gwreichionyn hwnnw. Mae'n cymryd amser, ymdrech a llawer iawn o ddagrau, ond mae'n bosib. Mae'n bosib teimlo, a byw eto.

Chefais i ddim gwellhad llwyr gyda chymorth proffesiynol. Ond fe roddodd rywbeth i mi nad oeddwn i wedi'i gael o'r blaen: cyfle. Cefais gyfle i fyw, i ddod o hyd i obaith ac i gael hapusrwydd. Bydda i'n dioddef o iselder am byth. Ond fydda i ddim yn teimlo'n isel bob amser.

Ydy, weithiau mae cael gwared ar fy iselder yn llwyr yn dal i fod yn anodd. Mae heb ddiflannu. Ond dwi ddim yn mynd ar goll yn y meddyliau a'r teimladau o ddiymadferthedd ac anobaith fel y byddwn i.

A dwi'n gwybod nawr fy mod i'n gallu cymryd camau i fy helpu drwy fy nyddiau gwael. Dwi wedi rhoi cynnig ar ymwybyddiaeth ofalgar, therapi ymddygiad gwybyddol, myfyrio, cadw dyddiadur, ymarfer corff, ioga... Doedd pob un ddim yn llwyddiannus. Fydd pob un ohonyn nhw ddim yn gweithio i chi chwaith. Ond peidiwch â rhoi'r ffidil yn y to. Unwaith y cefais i'r gwreichionyn hwnnw'n ôl, fe ddaliais ati i ymdrechu.

Graddiais o'r coleg. Cefais fy niploma ôl-raddedig. Cefais swydd. Ac eto doedd dim o hyn oll i'w weld yn bosib cyn i mi ofyn am help.

Fe gaf i ddyddiau o lawenydd a hapusrwydd. Mae'r dyddiau hyn yn fwy cyffredin nag y buon nhw. Ac mae'r diwrnodau o fethu teimlo a bod yn anobeithiol yn digwydd yn llai aml. Weithiau mor anaml nes fy mod i'n disgwyl na fyddan nhw'n dod byth eto.

Felly da chi, peidiwch â rhoi'r gorau iddi. Gofynnwch am help. Daliwch ati i ymdrechu eto ac eto nes i chi ddod o hyd i'r hud sy'n aildanio eich bywyd.

Gyda phob gobaith y byddwch chi'n parhau i ymdrechu,
Zoe Alicia, 24

ODDI WRTH STEVE

Annwyl Chi,

Dydy hi ddim yn bosib dadysgrifennu na dad-deimlo tristwch yr enaid yn y foment.

Mae iselder yn gasgliad o gyflyrau a 'gosodiadau diffiniol' gan eraill – waeth faint y byddwn ni'n trio gwneud hynny, allwn ni ddim cuddio oddi wrtho na'i wadu am byth,

Dydy dioddefwyr ddim yn troi'n ddynion tun nac yn gysgodion – maen nhw'n fyw o hyd,

Gall pob dyn, menyw a phlentyn brofi ychydig o iselder yn eu bywydau – boed yn fyrhoedlog, yn deimlad a rennir neu'n hirhoedlog fel poen ingol i'r enaid,

Ni ddylai fy ngobennydd fod wedi'i greu o drallod, poen neu artaith,

Ni ddylai'ch un chi chwaith!

Rhowch ddiwedd ar y stigma cymdeithasol ac eraill yn difenwi gydag wyneb sarrug,

Cyn iddo roi terfyn arnoch chi, ti a ni, pan ddaw ein tro i deimlo baich trwm calon a meddwl,

Byddwch yn garedig wrth eich cyd-ddyn,

Peidiwch â chaniatáu i bobl ddioddef ar eu pennau eu hunain (na gwadu eich poen a'ch dioddefaint chi eich hun yn y gorffennol, er mwyn 'cynnal delwedd gyhoeddus dda'),

Atalnod llawn! Dim os nac oni bai! Dim 'pam ddylwn i?',

Byddech chi'n gofyn am gymorth hefyd,
Gwnewch, da chi!
Oddi wrth Steve

ODDI WRTH EMMA

Annwyl Chi,

Mae'n teimlo'n ofnadwy ar y funud, poen na allwch chi prin ei deall, ar adegau eraill mor wag nes byddwch chi'n teimlo eich bod wedi colli'ch hun yn llwyr. Ond dwi'n addo y daw amser pan fyddwch chi'n dechrau rhoi'r darnau ohonoch chi'ch hun yn ôl at ei gilydd.

Dwi'n gwybod ei bod yn teimlo fel pe na bai unrhyw help yno, rydych chi wedi ceisio cael gafael arno dro ar ôl tro ar ôl tro ac mae'n teimlo fel pe na bai'n bodoli neu nad ydych chi'n ddigon haeddiannol.

Rydych chi'n bwysig, rydych chi'n haeddu help. Oes, efallai fod yna bobl sy'n fwy sâl na chi, ond dydy hynny ddim yn golygu nad ydych chi'n haeddu cymorth.

Mae pobl yn eich caru chi fwy nag y gallwch chi ei ddychmygu, fydd pobl ddim yn well eu byd hebddoch chi, dydych chi ddim yn faich. Dyna'r anghenfil bach du yn siarad, mae'n ddiawl bach sy'n argyhoeddi ond mae'n gelwyddog. Ceisiwch godi'ch pen uwchben y cymylau a byddwch yn teimlo'r haul ar eich wyneb.

Mae eich ffrindiau a'ch teulu'n wych ac maen nhw yno, yn disgwyl i'ch helpu chi.

Rhowch y gorau i wenu ac esgus bod popeth yn iawn – pan fydd eich wyneb yn brifo wrth orfodi'r wên, mae'n golygu na ddylech chi wenu. Mae'n iawn peidio â bod yn iawn.

Does dim angen i chi fod yn gryf ar gyfer pobl eraill drwy'r amser, dydy esgus eich bod chi'n iawn yn ddim help i chi. Rydych chi wedi treulio cymaint o amser yn dweud eich bod yn iawn fel eich bod wedi'ch argyhoeddi'ch hun o'ch celwydd, bron iawn. Dydych chi ddim yn dda. Dywedwch wrth bobl. Dywedwch wrth bobl beth rydych chi'n ei feddwl. Rhwygwch yn ddarnau y llythyr rydych chi wedi'i ysgrifennu a ffoniwch rywun neu ewch i weld rhywun a dywedwch y gwir. Dwi'n addo y byddwch chi'n teimlo'n well, mae'n teimlo fel pwysau'n cael ei godi oddi arnoch, yn llythrennol. Fyddwch chi ddim yn cario'r boen ar eich pen eich hun mwyach, mae eraill yno i ysgafnhau'r llwyth a'ch helpu i'w gario. A pho fwyaf o bobl y byddwch chi'n siarad â nhw, mwyaf y bydd y pwysau'n cael ei rannu, ac yn y pen draw fyddwch chi ddim yn ei deimlo drwy'r amser.

Rydych chi'n werth eich helpu, mae pobl yn eich caru, rydych chi'n glodwiw ac fe allwch chi deimlo hapusrwydd eto.

Cariad, Emma xxx

ODDI WRTH VICTORIA

Annwyl Chi,

Dwi'n byw ac yn ymdopi â phroblemau iechyd meddwl ers rhyw bedair blynedd, ond dim ond tua blwyddyn yn ôl y dechreuais i fod yn wirioneddol agored wrth y bobl o 'nghwmpas i.

Ar ôl cael ychydig o gyngor gan fy rhieni ac athrawon yn yr ysgol, fe gytunais i weld cwnselydd yn y gobaith y byddai hynny'n fy helpu i. Yn anffodus, dydy hyn ddim wedi gweithio cystal ag yr oeddwn i'n ei obeithio. Ond gwrandewch – dydy bywyd erioed wedi bod yn well nag y mae nawr. Mae'r holl help dwi wedi'i gael wedi dysgu un peth syml i mi: hunangymorth yw'r math gorau o feddyginiaeth. Fe allwn i barhau i weld fy nghwnselydd am y degawd neu ddau nesaf ond, nes i mi ddysgu sefyll ar fy nhraed i fy hun, byddwn i'n dal i deimlo'n union yr un fath. Fy mywyd i oedd hwn, a dim ond fi oedd â'r grym i'w newid.

I roi syniad cliriach i chi, dwi'n credu bod gwella o salwch meddwl yr un fath â genedigaeth glöyn byw. Mae Siani flewog yn dal yn gaeth mewn cocŵn bach tywyll, clawstroffobig nes iddi ddysgu torri'n rhydd o'i chragen a thyfu i fod yn löyn byw hardd. Pan fyddwch chi'n dechrau wynebu eich salwch meddwl ac yn dechrau'r broses adfer go iawn, byddwch chi'n gallu lledu eich adenydd a hedfan o'r diwedd. Efallai y bydd cyffuriau ar bresgripsiwn a thriniaeth yn eich helpu ar hyd y ffordd, ond yn y pen draw chi sydd wrth y llyw. Mae tri pheth yn dod i'r meddwl: hunandderbyn, hunangymorth a hunangariad.

Cyfatebiaeth arall dwi wrth fy modd yn cyfeirio ati yw'r syniad bod problemau iechyd meddwl fel cymylau yn yr awyr. Weithiau mae'r cymylau'n stormus ac yn dinistrio'ch bywyd chi, neu efallai y byddwch chi'n teimlo eich bod ar goll mewn niwl trwchus. Ac weithiau efallai mai dim ond ambell gwmwl bach sydd yn yr awyr, a phrin y gallwch chi ei weld, ond mae yno yn y cefndir o hyd. Mae cymylau'n mynd a dod, yn mynd a dod... Mae'n bwysig derbyn y bydd dyddiau cymylog yn eich bywyd bob hyn a hyn. Mae'n rhaid i chi ddysgu dawnsio yn y glaw, yn hytrach nag aros i'r storm ostegu. Efallai eich bod chi'n cael diwrnod llawn taranau heddiw ond dwi'n addo y daw haul ar fryn ymhen amser.

Os oes iselder arnoch, mae'n rhaid i chi gofleidio eich salwch a derbyn nad yw ond yn rhan dros dro o'ch bywyd. Peidiwch ag ofni siarad a gofyn am help. Weithiau fe allech chi deimlo eich bod ar eich pen eich hun yn y byd ond dwi'n addo bod pobl yn eich bywyd sy'n eich caru chi ac yn poeni amdanoch chi. Peidiwch â meddwl eich bod yn llai o ddyn neu o ferch oherwydd eich bod chi'n gorfod cymryd meddyginiaeth er mwyn cyrraedd diwedd y dydd. Peidiwch â gadael i neb ddweud wrthych chi eich bod chi'n wan. Rydych chi'n unigolyn gwych a chryf, gyda rhyfelwr y tu mewn i chi. Allwch chi ddim gadael i'ch iechyd meddwl sathru arnoch chi na'ch atal rhag gwneud yr hyn rydych chi am ei wneud. Teithio'r byd, cwrdd â phobl newydd, rhoi cynnig ar bethau newydd. Gwnewch y bobl o'ch cwmpas yn hapus, a byddwch chi'n teimlo'n hapus wedyn hefyd.

Dwi'n gwybod bod y ffordd at adferiad yn un hir ac anodd, ond dwi'n addo y bydd yn werth chweil. Mae goleuni ym mhen draw'r twnnel a hyd yn oed os mai dim ond fflach fach yn y pellter yw'r golau hwnnw, ewch ar ei ôl. Cadwch eich llygad ar y golau a pheidiwch byth ag edrych yn ôl. Fel y dywedodd Winston Churchill unwaith, 'Os ydych chi'n mynd trwy uffern, daliwch ati.' Rhaid i chi dderbyn eich gorffennol a symud ymlaen ac i fyny i'r dyfodol. Mae'n swnio fel ystrydeb ond dim ond bywyd sydd gennych chi ac ae gwahaniaeth enfawr rhwng byw eich bywyd a dim ond bod yn fyw.

Un cyfle rydych chi'n ei gael i wneud eich bywyd yn anhygoel ac mae'n rhaid i ni wneud y gorau o bob un cyfle. Felly un diwrnod, pan fydd eich bywyd yn gwibio o flaen eich llygaid, gwnewch bob eiliad yn werth ei gwylio.

Gyda fy holl gariad,

Victoria

ODDI WRTH BARBARA C

Annwyl Chi,

Dydw i ddim yn gwybod sut yn union rydych chi'n teimlo, ond mae'n debyg bod gen i ryw fath o glem.

Dwi wedi cael tair 'chwalfa' yn fy mywyd. Yr un ddiwetha oedd yr un waetha o lawer. Dwi wedi dod drosti nawr, dwi wedi bod yn dda ers bron tair blynedd, ac fe FYDDWCH chi'n gwella eto.

Dywed Matt Haig, yn ei lyfr gwych, ymarferol, hawdd-ei-ddarllen-hyd-yn-oed-pan-fyddwch-chi'n-teimlo'n-ofnadwy, *Rhesymau dros Ddal Ati*, 'Peidiwch â phoeni am yr amser rydych wedi'i golli i anobaith. Mae'r amser a fydd gennych wedyn newydd ddyblu yn ei werth.' Mae hynny mor wir.

Ceisiwch ddweud wrthych chi'ch hun yn aml fod salwch arnoch chi a phan fyddwch chi'n siarad ac yn meddwl eich pethau negyddol, cofiwch mai'r SALWCH sy'n siarad. Nid chi mohono.

Ceisiwch fwyta'n dda. Er mwyn gweithredu'n iawn mae'ch ymennydd yn defnyddio ugain y cant o'r hyn y mae'ch corff yn ei gael. Os nad ydych chi'n bwyta digon o faetholion, mae eich ymennydd yn methu gweithio'n iawn. Ceisiwch feddwl am fwyd syml ond iach – yr holl bethau arferol a argymhellir – ffrwythau a llysiau ffres, digon o brotein ac o garbohydradau. Os ydych chi'n debyg i mi, doedd bwyd ddim yn apelio nac yn flasus. Peidiwch â phoeni am hynny – mae digon o fwyd yn hanfodol i'ch adferiad.

Mae angen pethau gwahanol ar bawb: pan oedd fy merch yn sâl roedd angen therapi ymddygiad gwybyddol arni, ynghyd â meddyginiaeth a thasgau bach i'w gwneud a oedd yn gwneud iddi deimlo'i bod hi wedi cyflawni rhywbeth. Roedd angen awyr iach arna i, ymarfer corff, llawer iawn o orffwys ac – yn rhyfedd – posau Sudoku. Am gyfnod roedd angen rhywun i goginio i mi hefyd – roedd fy ymennydd yn methu ymdopi â thasgau cymhleth fel siopa a choginio nac ymdrin â'r dasg ddryslyd o ddidoli pethau i'w hailgylchu!

Efallai y byddwch chi'n teimlo bod y proffesiwn meddygol o gymorth i chi neu beidio. Wnes i ddim, ond dydy hynny ddim yn golygu na fyddwch chi. Ches i ddim help ganddyn nhw, roedden nhw'n feirniadol, ac yn benderfynol y byddai'r feddyginiaeth – ac fe ges i sawl math dros y blynyddoedd – yn datrys y broblem. I mi, wnaeth hynny ddim gweithio. Fe drois i fy nghefn ar y meddygon i bob pwrpas.

Mae un ffordd o feddwl yn bod sy'n edrych ar yr unigolyn fel hedyn, wedi'i blannu yng ngardd bywyd ac yn ceisio tyfu i'w lawn botensial. Weithiau, mae hi fel petai'n rhaid i ni ddatblygu hunan 'goroesi' i ymdopi, ac efallai y byddwn ni'n byw gan weithredu yn awtomatig, heb feddwl. Mae argyfwng, o ran iselder ysbryd neu chwalfa, yn rhoi cyfle i ni ailfeddwl am y patrymau rydyn ni wedi'u dysgu, ac mae'n rhoi cyfle i ni ddychwelyd at yr hunan y bwriadwyd i ni fod.

Dwi ddim yn gwybod a oes gennych chi ffydd, h.y. cred yn Nuw neu rym uwch. Efallai yr hoffech chi feddwl am fynd i'r eglwys. Mae eglwysi gwych ym mhob man, yn llawn o bobl wresog a bywiog nad ydyn nhw'n treulio'u hamser yn gosod blodau a gwnïo casogau, ond yn hytrach yn helpu pobl fel chi a fi i ymdopi a chyrraedd lle gwell yn ein bywydau. A fyddan nhw ddim yn ceisio'ch cyflyru chi. Ond efallai y gwelwch chi fod bod mewn cymuned gyda phobl garedig ac addfwyn sy'n barod eu cymwynas ac yn gweld bywyd mewn ffordd gadarnhaol yn help i chi ac yn hwb. Mae'n werth rhoi cynnig arni, ac mae'r canu'n wefreiddiol.

Llyfr arall a allai apelio atoch chi yw *Black Rainbow: How Words Healed Me* gan Rachel Kelly. Mae'n sôn am daith yr awdur trwy iselder, a sut wnaeth darllen barddoniaeth ei helpu hi.

Da chi, ceisiwch beidio ag anobeithio, fe fyddwch chi'n gwella – a bydd eich bywyd yn rhoi cymaint mwy o fwynhad nag y gwnaeth erioed cyn i chi fod yn sâl.

Gyda chariad,

Barbara C x

Does dim rysáit wyrthiol ar gyfer gwella o iselder, ond mae derbyn, cariad a dysgu ymhlith y cynhwysion.

ODDI WRTH B. L.

Annwyl Chi,

Dwi am ddechrau drwy ymddiheuro am bopeth rydych chi wedi bod drwyddo sydd wedi'ch arwain chi at y pwynt hwn mewn bywyd. Does neb yn haeddu cael eu brifo, eu cam-drin, eu gadael na'u gwneud i deimlo'n ddi-werth, yn dda i ddim ac yn ddiangen. Cofiwch, er y gallech chi deimlo'ch bod chi ar eich pen eich hun yn y byd hwn, dydych chi ddim. Dwi wedi dioddef yn aruthrol yn fy mywyd hefyd ac wedi brwydro yn erbyn salwch meddwl. Fe alla i ddweud, heb amheuaeth, nad ydych chi ar eich pen eich hun.

Dwi wedi cerdded ar hyd yr un llwybr ag yr ydych chi'n ei gerdded nawr. Er bod ein camau, ein helyntion penodol mewn bywyd, wedi bod yn wahanol, mae'r daith yr un fath. Dwi'n deall sut rydych chi'n teimlo yn well nag y gallech chi ei ddychmygu.

Dwi'n deall sut deimlad yw cael anhawster llusgo'ch hun o'r gwely bob dydd a bod mewn brwydr gyson yn erbyn eich meddwl eich hun. Dwi'n gwybod sut deimlad yw bod eisiau crio drwy'r amser, weithiau heb wybod pam hyd yn oed. Dwi'n deall hefyd sut beth yw cerdded y llinell honno rhwng diffyg teimlad a phoen, lle mae popeth naill ai'n brifo mor ofnadwy nes ei fod yn annioddefol neu eich bod yn cau eich hun oddi wrth bopeth ac yn teimlo affliw o ddim.

Dwi'n gwybod sut beth yw teimlo eich bod ar eich pen

eich hun, wedi'ch gadael a'ch rhoi o'r neilltu, nad oes neb yn deall nac yn poeni mewn gwirionedd. Dwi'n deall yr ofn o fod yn agored a gadael rhywun arall i mewn oherwydd eich bod chi'n teimlo na allwch chi ymddiried yn neb. Mae'n haws ynysu eich hun na chael neb yn torri'ch calon eto.

Dwi'n deall sut beth yw teimlo'n doredig ac wedi cael niwed, fel rhywun da i ddim neu gamgymeriad. Dwi'n gwybod sut beth yw cael eraill yn dangos mor aml eich bod chi'n ddi-werth ac yn dweud hynny nes eich bod yn dechrau eu credu yn y pen draw. Dwi'n deall hefyd sut beth yw amau a fyddai'r byd yn well hebddoch chi.

Dwi'n adnabod y dibyn rydyn ni'n cerdded ar ei hyd pan fydd pethau ar eu gwaethaf a ninnau eisiau rhoi'r gorau iddi. Dwi'n deall yn llwyr y teimlad hwnnw o fod eisiau dim mwy nag i'r boen ddod i ben, dim ond diflannu a pheidio â bodoli. Dwi wedi bod ar ymyl y dibyn hwnnw fwy nag unwaith, er nad ydw i erioed wedi disgyn oddi arno a marw. Dwi'n gyfarwydd iawn â'r bwystfil hwnnw rydych chi'n ei ymladd. Dwi'n adnabod iselder a'i driciau'n dda. Mae iselder yn palu celwydd. Mae'n hoffi symud popeth i'r pegwn negyddol hollol, gan adael i chi gredu nad oes NEB yn poeni amdanoch chi ac na fydd DIM byth yn gwella. Bwriad iselder yw gwneud i chi golli pob gobaith a ffydd oherwydd ei fod am i chi roi'r gorau i bopeth. Ei fwriad yw ennill y dydd.

Credwch fi, da chi, pan ddyweda i wrthych chi nad yw popeth yn anobeithiol ac nad yw'r byd ar gyfeiliorn. Mae cymaint i fyw ar ei gyfer yn y byd, cymaint i'w brofi. Allwch chi ddim ildio i gelwydd iselder a gadael iddo ennill. Mae angen i chi ymladd. Dwi'n gwybod bod estyn llaw i gael cymorth yn frawychus gan nad oes neb eisiau cael ei ystyried yn 'wallgof', yn 'wan yn feddyliol' neu 'wedi'i ddifrodi'. Gall siarad am yr holl bethau rydych chi wedi bod drwyddyn nhw fod yn frawychus iawn ar y dechrau, ond ar ôl i chi ddod â'ch cythreuliaid i'r amlwg, mae'n haws eu hwynebu nhw a gwella.

Rydych chi gymaint cryfach nag y sylweddolwch chi. Rydych chi wedi byw trwy gymaint. Pryd bynnag y byddwch chi'n teimlo'n wan, edrychwch yn ôl ar yr holl bethau rydych wedi'u goresgyn hyd yn hyn. Os oeddech chi'n gallu concro'r rheiny i gyd, does dim yn y byd na allwch chi ei wynebu.

Alla i ddim addo y bydd popeth yn well rhyw ddydd trwy ryw ryfedd wyrth, a wna i byth ailadrodd ystrydebau disylwedd am haul tu ôl i gwmwl neu enfys ar ôl storm oherwydd dydw i ddim yn credu mewn addewidion na geiriau gwag. Fe alla i addo i chi, fodd bynnag, nad ydych chi ar eich pen eich hun.

Mae cymaint o bobl eraill sy'n cael anhawster hefyd. Rydyn ni'n eich clywed chi. Rydyn ni'n deall. Rydyn ni'n teimlo eich poen chi ac rydyn ni yma i chi. Dydych chi byth ar eich pen eich hun.

Cofiwch hefyd fod eich angen chi ar y byd. Meddyliwch sut roeddech chi'n teimlo yr eiliad cyn i chi ddechrau darllen hwn, ar eich pen eich hun ac ar goll yn llwyr, gan amau a oedd unrhyw werth i chi barhau i fyw hyd yn oed. Rywle yn y byd, mae rhywun arall sy'n teimlo'r un fath â chi. Mae pobl yn dioddef, yn ei chael hi'n anodd dal ati, ym mhedwar ban byd. Mae'n hangen ni ar yr holl bobl yna. Mae'n rhaid i ni wneud ein gorau i estyn allan at ein gilydd, annog ein gilydd, helpu ein gilydd i godi pan fyddwn ni'n disgyn.

Mae angen i ni weithio gyda'n gilydd i fod yn llais ar gyfer newid. Mae angen i ni ddod o hyd i'n lleisiau a gwrthsefyll stigma salwch meddwl. Rhaid i ni adael i'r rheiny sy'n dioddef wybod nad ydyn nhw ar eu pennau eu hunain, eu hannog i estyn am gymorth, eu hysbrydoli i siarad a gwella. Efallai eich bod chi wedi dechrau'r diwrnod yn teimlo'n ddi-werth ac yn ddibwys ond mae'r nerth gennych chi i estyn allan at rywun arall a rhoi'r nerth iddo barhau i ymladd. Mae nerth hwnnw gennym ni i gyd. Fesul un, gallwn wneud gwahaniaeth trwy ddweud wrth rywun arall nad yw ar ei ben ei hun.

Arhoswch yn gryf a pheidiwch â rhoi'r gorau iddi, da chi. Nid eich trawma na'ch cam-drin sy'n eich diffinio chi. Nid eich salwch meddwl chi sy'n eich diffinio chi chwaith. Cyfanswm eich gweithredoedd ydych chi. Edrychwch ar bopeth rydych chi wedi'i oresgyn. Rydych chi'n oroeswr. Mae'n bryd hawlio'ch llais, codi llais a gwella. Peidiwch â gadael i'ch iselder ennill y dydd.

Mae'r grym yn eich dwylo chi i fod yn llais iachâd a newid.

Dwi'n credu ynoch chi.

Yn gywir,

B. L. Acker

ODDI WRTH ANNIE

Annwyl Chi,

Mae'n ddrwg gen i'ch bod chi mewn cymaint o boen ar hyn o bryd. Dwi'n cofio bod eisiau clywed hynny. Eisiau marw fel y byddai'r boen yn stopio a theimlo mor unig yn y lle tywyll ac anobeithiol hwnnw.

Mae o bwys eich bod mewn poen. Mae o bwys.

Dwi eisiau dweud rhywbeth wrthych chi a achubodd fy mywyd i un noson. Roeddwn i'n bwriadu rhoi diwedd ar fy mywyd. Rhoi cynnig eto ar fy lladd fy hun a llwyddo. Ond y tro yma, fe chwiliais y rhyngrwyd a dod ar draws gwybodaeth a newidiodd bopeth.

Nid yw hunanladdiad yn fater o ddewis. Mae hunanladdiad yn digwydd pan fydd poen emosiynol yn fwy na'r adnoddau ar gyfer ymdopi â phoen. Mae fel bag siopa plastig yn torri oherwydd bod gormod ynddo. Mae'n llawn o bethau sy'n pwyso gormod, sy'n cymryd gormod o le, felly mae'r plastig yn sigo, yn ymestyn, ac yna'r mae'r dolenni'n torri.

Allwch chi ddim rhoi popeth yn ôl yn y bag a dal i fynd. Rhaid i chi roi rhywfaint ohono i rywun arall, cael rhywbeth arall i'w gario a chael help gan rywun i wneud hynny am funud neu am awr hyd yn oed.

Am yr ychydig funudau yma, beth am roi'r dasg honno i mi. Gadewch i mi eistedd gyda chi nawr a'ch helpu i ddal rhywfaint o bwysau'r boen annioddefol honno.

Fe ges i help mewn sawl ffordd. Mae iachâd yn edrych yn wahanol i bawb. Fe rois i'r gorau i dwyllo fy hun ynglŷn â gwir natur fy nheulu a oedd yn fy ngham-drin, a dechreuais alaru am fy mhlentyndod coll. Es i gael therapi a siarad â llinellau argyfwng.

Ond y person a roddodd fwyaf o help i fi oedd fi. Mae'n swnio'n amhosib, on'd ydy? Ond fe wnes i helpu fy hun drwy fod yn fwy addfwyn gyda mi fy hun, y person hwn a oedd mewn poen ac roedd angen tosturi arno. Dechreuais fod yn garedig tuag ata i fy hun.

Fe ges i afael ar therapydd oedd o'r farn nad oedd dymuniad i fy lladd fy hun yn afresymol, ond nad oedd yn anorchfygol chwaith. Fe ddysgais i drin y dymuniad hwnnw fel larwm diffygiol yn canu yn fy mhen, yn fy rhybuddio bod fy mag siopa ar fin torri a bod angen i mi stopio a dod o hyd i rywle i roi rhai o'r pethau a oedd ynddo.

Pan dwi eisiau marw, mae hynny oherwydd 'mod i mewn poen a does gen i ddim lle ar gyfer y boen honno.

Weithiau, y cyfan allwn i ei wneud oedd dod o hyd i ffordd i fyw drwy'r pum munud nesaf neu'r awr nesaf. Ond fe drodd yr oriau'n ddyddiau a drodd yn wythnosau a misoedd.

Heddiw, mae bod yn fyw yn teimlo'n iawn. Dwi wedi rhoi'r gorau i fod eisiau marw. Roeddwn i'n meddwl bod hynny'n amhosib. Na fyddai'r boen byth yn stopio.

Mae'r ffordd allan o hyn yn anodd a dydy hynny ddim yn deg. Dydy hi ddim yn deg eich bod chi'n eistedd yma nawr, gyda baich emosiynol sy'n rhy drwm i'w gario. Dydy hi ddim yn deg eich bod yn gorfod mynd drwy hyn pan na ddylai neb orfod gwneud hynny.

Ond mae hi'n bosib. Mae'n bosib i fywyd fod yn rhywbeth

i chi ei oddef a gorfoleddu ynddo. Mae rhan ohonoch chi'n credu hynny, pe na bai ond y darn bach lleiaf ohonoch chi hyd yn oed, a dyna pam rydych chi'n dal i fod yma, yn darllen hwn. Fodd bynnag, pa mor agos bynnag ydych chi at y dibyn, dydy gobaith ac iachâd ddim yn amhosib.

Mae aros yn fyw yn anodd pan fyddwch chi eisiau marw. Mae'n anodd bod yn garedig tuag atoch chi'ch hun ond weithiau mae'n rhaid i'r gweithredoedd ddod yn gyntaf, cyn meddyliau a theimladau.

A gall ddod yn haws. Gall golau fod yn y lleoedd tywyllaf. Chwiliwch am wreichionyn a daliwch eich gafael ynddo, oherwydd ei fod yn mynd i droi'n fflam ymhen amser.

Daliwch eich gafael. Rydych chi'n werth y drafferth. Daliwch eich gafael.

Gyda chariad,

Annie

ODDI WRTH ELISA

Annwyl Chi,

Dydych chi ddim yn fethiant. Dydych chi ddim yn berson drwg. A dydych chi ddim ar eich pen eich hun.

Efallai nad ydych chi'n credu hynny ar hyn o bryd ond darllenwch hynny eto. Ac eto. Mae goleuni pwerus yn y gwirioneddau hynny.

Dwi'n deall bod y tywyllwch yn teimlo mor real. Pan fydda i'n dioddef o iselder, y teimlad effro cyntaf dwi'n ei gael yw arswyd llethol, a dwi'n gwbl argyhoeddedig y bydd pob dydd gydol gweddill fy mywyd yn teimlo cynddrwg â hyn. Hyd yn oed os yw rhan fach iawn o fy ymennydd rhesymegol yn dweud wrtha i bod hynny'n hurt ac nad yw'n wir, alla i ddim hyd yn oed dychmygu diwrnod na theimlad gwahanol.

Mae'n fodolaeth ryfedd, un sy'n teimlo'n ddifywyd heb fod yn farw. Dwi'n cofio teimlo nad oeddwn i eisiau fy lladd fy hun mewn gwirionedd oherwydd bod hynny'n ormod o ymdrech... ond doeddwn i ddim eisiau bod yn fyw mwyach oherwydd bod hynny'n teimlo fel gormod o ymdrech hefyd.

Yr hyn a 'nhwyllodd i ac eraill am amser maith yw'r ffaith fy mod i wedi bod yn un hapus ac optimistaidd erioed.

Doedd y rhan fwyaf o bobl ddim yn gallu gweld fy mod i'n cael anhawster – a wnes i ddim cyfaddef hynny i mi fy hun am gryn amser – oherwydd fy mod i'n dal i wneud gwaith da ac yn llwyddo i wneud llawer o'r pethau roedd disgwyl i mi eu gwneud. Fel y dywedais i wrth bobl llawn syndod yn ddiweddarach, dwi'n berson camweithredol hynod weithredol. Ond y tu mewn imi roeddwn i'n gwybod bod popeth ar chwâl. Beth bynnag yw achos eich iselder, gwrandewch ar y gwirionedd yma: mae rhywbeth yn ymosod ar eich corff ac mae'ch ymennydd yn cael ei daro. Dydy cael help pan na allwch chi helpu'ch hun ddim yn rhywbeth i deimlo cywilydd ohono. Mae iselder yn daith o gopaon a dyffrynnoedd, felly manteisiwch ar ffyrdd o esmwytho'r daith.

Da chi, dywedwch wrth rywun rydych chi'n ymddiried ynddo sut rydych chi'n teimlo – hyd yn oed os ydych chi'n meddwl eich bod chi'n swnio'n wallgof, mae pobl yn fwy caredig nag y tybiwch chi. Byddwch yn addfwyn â chi'ch hun. Defnyddiwch beth bynnag rydych chi'n credu allai helpu ychydig bach, hyd yn oed: meddyginiaethau wedi'u rhoi'n ddoeth, therapi siarad tosturiol, gweddi sy'n iacháu, bwydydd iach ac atchwanegiadau (dwi'n credu bod omega-3 a fitamin D yn arbennig o dda), baddonau poeth, cael trin eich traed, mynd allan am dro bob dydd, beth bynnag fynnwch chi. Prynwch flodau i chi eich hun. Gwrandewch ar gerddoriaeth banjo. Bwytwch bwdin.

Ymhen amser, pan fydd y cyfuniad cywir o bethau yn dod at ei gilydd a'ch bod chi'n rhoi amser iddyn nhw weithio, bydd y golau'n gwawrio'n araf. Ymhen amser, byddwch chi'n deffro yn y bore ac yn synhwyro rhywbeth sy'n fwy tebyg i ryddhad – dim ond awgrym bach i ddechrau efallai, fel chwythu cusan. Ymhen amser, byddwch chi'n edrych yn ôl ar y cysgod tywyll ond yn sylweddoli nad ydych chi'n cerdded ynddo mwyach.

Byddwch chi'n gallu gweld y gwirionedd disglair mai chi ydych chi o hyd a hyd yn oed ei ddathlu, ac mai dyna rydych chi wedi bod erioed.

Dwi'n anfon cwtsh a gweddi atoch chi,

Elisa

ODDI WRTH KEITH

Annwyl Chi,

Byddwch chi'n gwybod bod rhywbeth o'i le cyn bo hir. Bydd cyfaddef hynny a gofyn am arweiniad yn cymryd amser. O anwybodaeth fe ddaw ymwybyddiaeth, o ymwybyddiaeth fe allwch chi ddod o hyd i help.

Mae'n teimlo fel pydew, dyna sut dwi'n ei ddychmygu. Gwnewch eich gorau i fod yn ymwybodol y gall diwrnod da droi'n chwerw'n gyflym. Mae troed afreolus yn dod o hyd i ymyl y pydew, rydych chi'n baglu, eich breichiau'n chwyrlïo mewn ymgais anobeithiol i gael gafael ar y ddaear ond mae'n rhy hwyr, ac rydych chi'n cwympo i mewn iddo.

Mae'r gwaelod yn llaith ac yn oer, yn treiddio drwy'ch dillad. Wrth i'ch llygaid addasu, fe allwch chi weld y waliau tamp, wedi'u gorchuddio â llysnafedd ac yn llaith yn yr amgylchedd o lwydni. Yr unig sŵn yw sblash diferyn o ddŵr o bryd i'w gilydd ar y ddaear islaw.

Edrychwch i fyny. Pa mor wael yw'r diwrnod yma? Weithiau fe allwch chi gyrraedd y brig a dringo allan. Weithiau gall fod yn rhy uchel, yn rhy bell o lawer o'ch cyrraedd.

Gallwch chi gysgu. Rydych chi'n gwybod bod cwsg yn cynnig dihangfa weithiau; dydy o ddim yn ateb, dim ond seibiant. Siawns y byddwch chi'n gallu estyn am y brig ar ôl deffro a dringo allan.

Bydd chwilio am gysur yn yr union bethau rydych chi'n

meddwl fydd yn merwino'r boen yn gwaethygu'r boen honno mewn gwirionedd. Pa mor gryf bynnag y bydd y demtasiwn, peidiwch ag yfed, peidiwch ag ysmygu na chymryd cyffuriau. Gall y rhyddhad fod yn amlwg ond dydy o ddim yn para'n hir.

Canolbwyntiwch ar y pethau sy'n rhoi gwefr naturiol: ymarfer corff, bwyd da, myfyrdod. Dyma'r cyffuriau sydd nid yn unig yn rhoi gwefr, ond yn eich helpu i beidio â disgyn i'r pydew.

Cofiwch, cofiwch hyn bob amser: waeth pa mor ddwfn yw'r pydew, sawl gwaith rydych chi'n disgyn i mewn iddo, pa mor bell ydy hi i'r brig na pa mor oer ydy hi yn y gwaelodion, cofiwch fod yn ymwybodol.

Sylweddolwch eich bod yng ngwaelod y pydew ac unwaith y byddwch chi'n gwybod hynny, cofiwch y gallwch chi ddod allan.

Gallwch chi wastad ddianc.

Cofion gorau.

Keith Foskett (Fozzie)

ODDI WRTH CLAIRE

Annwyl Chi,

Dwi wedi treulio'r rhan fwyaf o 'mywyd fel oedolyn yn brwydro yn erbyn salwch sy'n achosi mathau o iselder, o orbryder a phyliau o banig i hwyliau isel iawn. Mae'n frwydr ddyddiol i mi. Mae yna ddiwrnodau da pan fydda i'n teimlo'n hapus ac mae'r byd yn edrych yn addawol ond yn rhy sydyn gall hwyliau isel ddatblygu a dwi'n pendroni eto pam dwi yma ar y ddaear. Pam dwi'n dioddef o salwch anweledig nad ydw i'n ei ddangos ar fy wyneb ac nad yw pobl yn ei ddeall, i bob golwg. Dwi'n teimlo fy mod i ar fy mhen fy hun, dwi'n teimlo fy mod i'n fethiant, yn ddi-werth, mae'r teimladau hyn yn rhy real o lawer gydag iselder. Maen nhw'n dweud wrtha i nad yw'n arwydd o wendid ond arwydd fy mod i wedi bod yn gryf ers gormod o amser. Heb os mae hynny'n wir i mi gan fy mod i wedi bod ac yn dal i fod yn ofalwr i 'nheulu, dwi'n cario eu beichiau nhw gyda fy meichiau i fy hun, dwi'n credu bod yr iselder yn ffordd o fynegi hynny.

Ar ddiwrnodau da, dwi'n credu mai fy salwch i sydd wedi fy ngwneud i'r hyn ydw i heddiw. Yn sicr, dydy e ddim yn salwch anghyffredin ac mae llawer o bobl yn dioddef ohono. O ddydd i ddydd dwi'n ymdopi ac yn byw gyda fy iselder ac fe allwch chi hefyd. Mae'n rhaid i chi ddysgu sut i garu eich hun a derbyn y ffaith mai chi ydych chi. Yn wahanol i rai pobl, efallai y bydd angen help ychwanegol, cwnsela neu feddyginiaeth arnoch chi, does dim cywilydd mewn gofyn am gymorth – dynion neu fenywod fel ei gilydd, mae nerth pawb yn pallu weithiau.

Dwi wedi cael cwnsela yn y gorffennol ac wedi cael fy nghyfeirio'n ddiweddar gan fy nghynghorydd i gael therapi rhyngbersonol. Dwi ar y rhestr aros amdano, dwi'n cymryd y cyffur gwrthiselder Citalopram ond dwi wedi bod ar Prozac yn y gorffennol hefyd. Os ydych chi'n cymryd unrhyw feddyginiaeth, daliwch ati – mae'n helpu, credwch chi fi.

Hefyd, gall anifeiliaid anwes fod yn therapi gwych gan nad ydyn nhw'n beirniadu. Hyd yn oed pan fyddwch chi'n teimlo ar eich isaf ac yn methu wynebu'r byd, gall cath neu gi wneud i chi deimlo'n well o lawer, neu unrhyw anifail anwes arall sydd gennych chi neu yr hoffech chi ei gael.

Mae cwtshys gan anwyliaid yn braf iawn hefyd; mae cwtsh cynnes gan fy mam pan dwi'n crio neu'n teimlo'n isel yn golygu cymaint, hyd yn oed os nad yw hi'n deall fy salwch yn iawn.

Dwi'n gobeithio fy mod i, yn y llythyr yma, yn rhoi gobaith a'r teimlad o gwtsh cynnes i chi oherwydd hoffwn anfon un atoch chi. Dydy iselder ddim yn beth i fod â chywilydd ohono – derbyniwch yr holl gymorth sydd i'w gael, gofynnwch i'ch meddyg, chwiliwch am adnoddau lleol, does dim rhaid i chi ddioddef ar eich pen eich hun.

Hefyd, chwiliwch am rywbeth rydych chi'n mwynhau ei wneud, waeth pa mor ddibwys mae'n ymddangos. Os yw'n eich helpu chi i anghofio am boeni neu deimlo'n isel am ddim mwy na hanner awr bob dydd, mae'n werth chweil. Ceisiwch ofalu am eich iechyd, byddwch yn garedig â chi'ch hun. Dwi'n

147

poeni mwy am eraill nag amdana i fy hun ond dwi wedi dechrau gofalu amdana i fy hun dipyn mwy.

Ambell ddiwrnod, pan fydda i'n deffro mewn hwyliau isel ac yn teimlo'n ddi-werth, dwi ddim yn teimlo fel codi o'r gwely ond mae gen i reswm i wneud hynny – y bobl sy'n dibynnu arna i. Os nad oes neb yn byw gyda chi, dwi'n gwybod na fydd y rheswm hwnnw gennych chi a byddwch chi'n teimlo'n unig ac ar ben eich hunan bach. Gall mynd allan am dro a gwneud dim mwy na gweld pobl neu siarad â rhywun wneud gwahaniaeth mawr i'ch diwrnod. Mae digon o grwpiau ar gael y gallwch ymuno â nhw neu gyfleoedd gwirfoddoli hyd yn oed, os ydych chi'n teimlo'n ddigon da i fynd allan a bod gyda phobl.

Dwi'n gwybod y gall fod yn anodd. Yn ôl yn 1995 fe adewais i'r tŷ, roeddwn i'n 21 oed a dyna oedd y flwyddyn y cefais ddiagnosis o iselder. Mae wedi bod gyda mi'n gyson ers hynny – pyliau o banig, anhwylder gorfodaeth obsesiynol (OCD), gorbryder, mae pob un ohonyn nhw wedi dod i'r golwg dros y blynyddoedd. Dwi'n 42 oed nawr, dwi'n teimlo'n gryfach o'i herwydd ar ddiwrnodau da ond mae teimlo'n ddi-werth yn rhy hawdd o lawer.

Da chi, canolbwyntiwch ar yr holl bethau cadarnhaol sydd yn eich bywyd, nid ar y pethau negyddol; canolbwyntiwch ar bethau sydd wedi'ch gwneud chi'n hapus/yn eich gwneud chi'n hapus, rhowch y meddyliau negyddol o'r neilltu, meddyliwch am y pethau rydych chi wedi'u cyflawni hyd yn oed os nad ydyn nhw'n ymddangos yn fawr o beth. Credwch chi fi – maen nhw, maen nhw'n rhan ohonoch chi, pwy ydych chi. Dwi'n gwerthfawrogi natur; cân aderyn du, robin goch bach ar ben fy wal, blodau hardd, sŵn plant yn chwerthin, a'r haul yn disgleirio drwy fy ffenestr gan wneud i 'nghroen i deimlo'n gynnes – gall y rhain i gyd wneud i mi wenu. Canolbwyntiwch ar hwyl, hyd yn oed y pethau mwyaf gwirion, i ddysgu chwerthin eto.

Dydw i ddim yn credu bod modd gwella iselder ond mae dysgu byw gydag e a'i reoli a gwybod pryd i ofyn am help a pheidio ag ofni gofyn am help yn iachâd ynddo'i hun. Ydyn, efallai ein bod ni'n teimlo'n wahanol i bobl eraill ond dydyn ni ddim yn wahanol. Gall y person hapusaf yr olwg fod yn gwisgo mwgwd sy'n cuddio'i wir deimladau. Rydyn ni'n gwisgo'r mygydau hynny'n dda – dyna pam nad yw rhai pobl yn ein credu ni a pham maen nhw'n meddwl nad yw iselder yn salwch go iawn a'i fod yn esgus. Nid esgus yw byw dan gwmwl du cyson; mae'n rhaid i ni ddod o hyd i ffordd o anghofio ei fod yno.

Yn y llythyr yma, dwi'n anfon cariad a gobaith atoch chi. Fe allwch chi fyw gydag iselder, fe allwch chi gyrraedd diwedd pob diwrnod, bod yn gryf a pheidio byth â meddwl amdanoch chi'ch hun fel methiant oherwydd dydych chi ddim, yn bendant.

Rydych chi'n brydferth ac rydych chi'n fyw am reswm.

Cwtsh cynnes a chariad mawr X

Claire Young

ODDI WRTH ELSIE

Annwyl Chi,

Dwi wedi cael mwy na fy siâr o iselder a digwyddodd y pwl diwethaf yn ddiweddar. Bob tro roeddwn i'n gwybod yng nghefn fy meddwl y byddai'r ci Annwn du yn ei heglu hi yn y pen draw gyda'i gynffon rhwng ei goesau. Yr hyn nad oeddwn i'n ei wybod oedd PRYD.

I mi, roedd iselder yn noson ar ôl noson o gwsg ysbeidiol, fy mhen yn llawn meddyliau o ddioddefaint di-baid, weithiau gyda chynlluniau i ddinistrio fy hun. Iselder i mi oedd trefnu gwyliau ar fy mhen fy hun a phoeni na fyddwn i'n cyrraedd Madeira o gwbl oherwydd na fyddai'r egni gen i i godi am bedwar o'r gloch y bore i ddal y bws i'r maes awyr. Iselder oedd yr angen i brynu pâr o sbectol gyda fframiau mwy pan newidiodd fy mhresgripsiwn a chasáu fy adlewyrchiad yn y drych. 'Dwi'n edrych yn hen ac yn hyll,' meddwn i wrtha i fy hun. 'Fydd neb yn meddwl 'mod i'n ddeniadol nawr.'

Dwi ddim yn mynd i ddweud wrthych chi fy mod i'n teimlo'n hapus ar hyn o bryd oherwydd dydw i ddim am eich diflasu na'ch digio chi.

Ond fe ddyweda i hyn wrthych chi – mae eich meddwl chi'n dweud celwyddau pan fyddwch chi'n teimlo'n isel. Mae popeth yn drwm, yn dywyll, yn aneglur. Efallai y byddwch chi'n teimlo eich bod yn sownd fel hyn am byth. Dydych chi ddim. Yr iselder yn siarad yw hynny.

Mae fy nghyngor i chi yn syml – gwnewch beth allwch chi. Os oes gennych chi waith naill ai'n gyflogedig neu'n wirfoddol y gallwch chi ddal ati i'w wneud, mae hynny'n iawn. Os oes angen i chi gymryd seibiant neu adael, mae hynny'n iawn hefyd – peidiwch â beio'ch hun. Mae'r un peth yn wir am unrhyw fywyd cymdeithasol sydd gennych chi. Pan oeddwn i'n isel ac yn gadael fy nghartref i fod gyda phobl eraill roeddwn i'n methu'n glir â siarad a doeddwn i ddim yn mwynhau gystal ag o'r blaen. Crwban oeddwn i yn ymlwybro'n araf dan fy nghragen drom, nid pilipala'n hedfan fry – ond roedd hynny'n well na pheidio â mynd allan o gwbl.

Roedd gwrando ar fy hoff raglenni radio yn y gwely yn deimlad cynnes a chysurus. Nid adeg o roi cynnig ar lawer o bethau newydd oedd iselder i mi, ond adeg pan oedd arferion cyfarwydd yn fy helpu i fyw drwy'r dyddiau a'r wythnosau.

Rydych chi'n haeddu gwell na hyn. Gall pethau da ddigwydd yn hollol annisgwyl.

Ydych chi'n cofio'r ferch honno â'i sbectol fawr newydd, yn syllu ar y drych ac yn meddwl na fyddai neb ei heisiau hi? Wyth mis yn ddiweddarach fe gwrddais i â dyn hŷn a dwi wedi dod yn agos ato. Mae'n dwymgalon ac yn gariadus ac mae'n tyfu'r mefus mwyaf blasus erioed.

Gan ddymuno'r gorau i chi,

Elsie. xx

ODDI WRTH PRIYA

Annwyl Chi,

Dwi'n gyfarwydd ag e. Y diddymdra.

Dwi'n well nawr, felly galla i feddwl amdano fel petai'n nihiliaeth. Ond dwi'n gwybod nad hynny oedd e. Roedd e'n fwy corfforol na hynny.

Byddwn i'n gorwedd yn y gwely gan deimlo nad oeddwn i'n gwybod, yn methu meddwl, beth allwn i ei wneud a fyddai'n dod â'r gwewyr meddyliol hwn i ben. Doeddwn i ddim yn teimlo dim tuag at fy nheulu, fy ffrindiau, fy mywyd. Dwi'n cofio bod ym Moroco, gyda fy chwaer. Y pwysau i deimlo'n gyffrous, i deimlo… rhywbeth o gwbl! Ond allwn i ddim. Fe wnes i gyrlio'n un lwmp ac allwn i ddim crio hyd yn oed.

Wyddoch chi beth oedd o help? Tabledi, meddygon, siarad. Cyfeillgarwch. Ac yna bywyd. Cymerodd bywyd yr awenau. Newidiodd pethau. Mewn ffordd na allwn i fyth fod wedi ei ragweld. A nawr dwi'n teimlo'n fyw eto.

Mae'n gallu digwydd. Dyna beth y mae'n rhaid i chi afael ynddo. Ei fod yn gallu digwydd. Y bydd yn newid eto. Ac y gall y peth yma nad yw'n iselder, yr oeddech chi'n arfer ei adnabod fel hapusrwydd, ddigwydd i chi.

Gall pobl fod yn dda. Gall heulwen deimlo'n dda eto. Ac unwaith eto, gall bywyd deimlo'n dda.

Cariad mawr, Priya

ODDI WRTH KATIE

Annwyl Chi,

Dwi'n eich gweld chi.

Dwi'n eich gweld chi'n amau'r cyfan.

Dwi'n gwybod eu bod nhw wedi dweud wrthych chi bod tipyn o iselder ar ôl cael babi'n normal, ond ar hyn o bryd rydych chi'n pendroni beth sy'n iselder hormonaidd ar ôl cael babi a beth sy'n ormod. Rydych chi'n pendroni am y syniadau hynny sydd gennych chi ac yn amau a oedd y ddelfryd o 'gael babi' yn syniad da. Efallai nad oeddech chi'n addas i fod yn fam wedi'r cyfan. Efallai eich bod chi'n pendroni am bethau eraill hefyd. Pethau mae gormod o ofn arnoch chi eu dweud yn uchel.

Roeddwn i yno, Mam. Ddwywaith. A dwi'n dal i fod yma. A dwi'n eich gweld chi.

Y tro cyntaf i mi fod yn y lle hwnnw, cymerodd naw mis i mi ofyn am help. Gormod o amser. Fy mabi cyntaf i oedd hwnnw, ac roeddwn i'n gwybod bod pethau'n newid pan fyddwch chi'n ychwanegu babi at eich bywyd, felly roeddwn i'n meddwl bod fy nheimladau i'n normal. Roeddwn i'n meddwl bod y rhwystredigaeth, y dicter, y teimladau llethol a'r diymadferthedd yn ddim mwy na rhan o fod yn fam. Roeddwn i'n fy nghasáu fy hun.

Dechreuais wisgo dillad roeddwn i'n meddwl fy mod i'n eu haeddu, gan fy mod i'n teimlo'n ddi-raen ac yn ddi-werth nawr: dillad roeddwn i'n meddwl y byddai 'mam rhywun' yn eu gwisgo. Oherwydd fy mod i'n teimlo'n ofnadwy amdana i fy hun, roeddwn i'n arthio ar y bobl roeddwn i'n eu caru fwyaf: fy ngŵr a fy mam. Fe fues i'n eu galw nhw yn bob enw dan haul, gan ddweud wrthyn nhw nad oedden nhw'n gwybod dim amdana i nac am fy mab, a gwaeth o lawer. Yn y bôn, roeddwn i'n cam-drin pobl ar lafar.

Dyna pryd y dechreuais i gael meddyliau annymunol hefyd. Byddwn i'n gyrru adref o'r gwaith ar y briffordd ac yn fy ngweld fy hun yn gwyro oddi ar y ffordd i mewn i goeden a minnau'n gyrru 80 milltir yr awr. Roeddwn i'n dechrau credu y byddai fy ngŵr a fy mab yn hapusach hebddo i. Roeddwn i'n eu caru'n angerddol, ond doeddwn i ddim yn credu fy mod i'n wraig nac yn fam dda. Roeddwn i'n credu fy mod i'n fethiant. Roeddwn i'n fy nghasáu fy hun a phwy oeddwn i ac roeddwn i'n ei briodoli i gyd i'r ffaith fy mod i'n fam.

Ar ôl naw mis hir, awgrymodd fy ngŵr yn dyner fy mod i'n ffonio fy meddyg. Ar y pryd roeddwn i'n rhy wan ac wedi fy llethu gormod gan fy meddyliau fy hun i ddadlau. Drannoeth, fe ffoniais i'r feddygfa a chefais weld y meddyg yr un diwrnod.

Cefais ddiagnosis o iselder ôl-enedigol a gorbryder. Byddwn wrth fy modd pe bawn i'n gallu dweud bod cael diagnosis a phresgripsiwn wedi gwneud popeth yn well, ond nid dyna fu. Does dim angen llawer o ymdrech i ddisgyn i iselder – mae'n digwydd heb ganiatâd na bwriad. Fodd bynnag, mae dringo o'r pydew hwnnw'n eithriadol o fwriadol a llafurus. Mae'n gofyn am ymdrech bob dydd.

Ond roedd gwybod beth roeddwn i'n ei wynebu yn helpu. Dechreuais gymryd meddyginiaeth wrthiselder ac ychydig fisoedd yn ddiweddarach, fe ddechreuais i gael therapi. Gyda'i gilydd, fe wnaethon nhw fy helpu i ddod o hyd i mi fy hun eto; sylweddolais mai'r meddyliau annymunol oedd yr iselder yn dweud celwydd wrtha i. Roeddwn i'n gallu hel strategaethau i helpu, nid dim ond i ymdopi yn ystod yr adegau pan fyddwn i'n baglu, ond hefyd i weld y maglau a oedd o 'mlaen i a rhoi tipyn o hwb i mi fy hun yn hytrach na gobeithio na fyddai'n digwydd.

Ddwy flynedd yn ddiweddarach, penderfynodd fy ngŵr a minnau gael babi arall. Y tro hwn roeddwn i'n teimlo'n fwy parod ar gyfer yr hyn y byddai fy ymennydd ôl-enedigol yn ei wneud. Yn anffodus, fe ddechreuodd cyn y geni. Roedd fy meddyg wedi awgrymu fy mod i'n rhoi'r gorau'n raddol i gymryd fy meddyginiaethau pan oeddwn i'n feichiog ac fe geisiais i wneud hynny. Roeddwn i'n llanast o iselder cyn geni ac fe gymerodd sawl cyfres o sesiynau therapi ychwanegol ynghyd â dechrau cymryd fy meddyginiaeth wrthiselder eto i fy sefydlogi.

Ar ôl geni fy ail fab, roeddwn i'n meddwl efallai na fyddwn yn dioddef o iselder ôl-enedigol eto, ond nid felly y bu. Fe gododd ei ben hyll a 'ngwthio i'r pydew unwaith eto. Y tro hwn roedd gen i dîm o feddygon a chymorth o 'nghwmpas i. Roedden ni'n barod. Cefais fy ailarchwilio ar unwaith gan seiciatrydd a ddaeth i'r casgliad fy mod i'n dioddef hefyd o anhwylder gorfodaeth obsesiynol ôl-enedigol ac anhwylder straen wedi trawma ar ôl fy mhlentyn cyntaf a'r babanod a oedd wedi marw yn y groth cyn hynny. Oherwydd fy mhrofiad blaenorol gydag iselder ôl-enedigol, cefais fy nal cyn i mi ddisgyn i waelod y pydew. Newidiodd y seiciatrydd fy meddyginiaethau a chefais strategaethau a mecanweithiau ymdopi newydd gan fy therapydd. Daliais ati i gyfathrebu â 'ngŵr i ac â gweddill fy nhîm cymorth.

Flwyddyn a hanner yn ôl fe ges i ein trydydd plentyn, merch. Fuodd yna ddim pydew y tro hwn.

Er y byddai'n braf dweud, 'Dwi'n holliach!' dydy hynny ddim yn hollol wir. Dwi'n dal i gymryd meddyginiaeth a dwi'n dal i weld therapydd yn fisol. Mae sawl pydew i'w gweld o 'nghwmpas i o hyd. Dwi'n gwybod y byddai mor hawdd i mi ddisgyn i unrhyw un ohonyn nhw ar unrhyw adeg.

Ond nawr mae gen i'r adnoddau i lywio fy ffordd drwy fywyd sy'n llawn tyllau. Dwi'n gwybod bod rhai o'r tyllau hynny'n ddyfnach nag eraill. Dwi'n gwybod hefyd fod rhai mor llydan, fydda i ddim yn gallu mynd o'u cwmpas yn llwyr; Bydd rhaid i mi fynd drwyddyn nhw. Dwi'n gwybod hefyd nad yw hi'n ymdrech ar fy mhen fy hun. Mae fy nheulu, fy ffrindiau, fy meddygon i gyd gyda mi yn fy helpu i gario fy maich ac yn fy nghario i weithiau, hyd yn oed.

Felly, dwi'n eich gweld chi. Rydych chi yn y pydew dwfn hwnnw ar hyn o bryd.

Ond dwi yma i ddweud wrthych chi nad oes rhaid i chi aros yno. Nid dyma'ch cartref parhaol newydd chi a does dim rhaid i chi grafangu'ch ffordd ohono ar eich pen eich hun. Mae yna bobl sy'n barod i daflu rhaff atoch chi neu i gropian i mewn i'r twll hwnnw gyda chi hyd yn oed, i'ch rhoi chi ar eu hysgwyddau a'ch codi ohono.

Dwi'n un o'r bobl hynny. Dewch 'mlaen. Mae'n bryd codi a gadael.

Dymuniadau gorau,
Katie Sluiter

ODDI WRTH HANNAH

Annwyl Chi,

Dwi'n addo i chi y bydd hyn yn diflannu. Waeth beth rydych chi'n ei ddweud wrthych chi'ch hun neu hyd yn oed beth y mae eraill yn ei ddweud wrthych chi... dwi'n addo y bydd y boen yma a'r gwewyr llethol hwn wrth i chi geisio gwneud dim mwy na goroesi yn ddim ond atgof ofnadwy ryw ddydd.

Pan fyddwch chi'n clywed neu'n darllen nad yw iselder byth yn diflannu mewn gwirionedd, celwydd yw hynny. Mae modd ei oresgyn ac er y gallech chi deimlo'r boen hon eto ryw ddiwrnod, fydd yr iselder fyth cynddrwg ag y mae nawr.

Roeddwn i'n eistedd yn eich sefyllfa chi chwe mis yn ôl mewn caffi yn darllen drwy'r llythyrau adferiad hyn ar y wefan, a dyna'r tro cyntaf mewn misoedd i mi deimlo dim byd. Yr unig emosiwn y gallwn i ei deimlo oedd rhyddhad llwyr o wybod efallai na fyddai hyn yn para am byth. A wnaeth e ddim. Ddim hyd yn oed yn agos at hynny.

Dwi'n deffro bob bore nawr gyda'r teimlad cynnes braf hwnnw pan nad ydych chi eisiau codi o'r gwely oherwydd eich bod mor glyd. Dwi wrth fy modd pan fydd darlith yn cael ei chanslo oherwydd bod hyn yn golygu bod gen i awr ychwanegol o amser rhydd i'w mwynhau. Dwi'n edrych ymlaen at y dyfodol, at weld fy nheulu, clywed gan ffrindiau, at wyliau. Dwi'n cofio amser pan oedd codi o'r gwely yn ymdrech fawr a phan oeddwn i'n meddwl nad oedd gen i ddyfodol. Roedd bod yng nghwmni teulu a ffrindiau'n fwy poenus na bod ar fy mhen fy hun, hyd yn oed, oherwydd ei bod yn rhaid i mi esgus fod popeth yn iawn; nid dim ond dymuno nad oeddwn i gyda nhw oeddwn i, doeddwn i ddim eisiau bod yn fyw.

Mae'n chwe mis ers i mi ddechrau gwella a dwi'n gwybod cymaint mwy amdana i fy hun a phopeth arall! Mae'n ystrydeb ond mae'n wir: dyma'r peth gorau a ddigwyddodd i mi erioed.

Ble bynnag ydych chi, a phwy bynnag ydych chi, dwi'n eich caru chi a dwi'n sicr nad yw'r boen hon rydych chi'n ei theimlo'n mynd i bara am byth.

Hyd yn oed os na allwch chi gofio sut beth yw normal ar hyn o bryd byddwch yn ei deimlo eto'n fuan.

Hannah

ODDI WRTH BEN

Annwyl Chi,

Ben ydw i. Dwi yn fy nhridegau.

Rywsut. Mae'r ffaith honno'n fy synnu i mewn sawl ffordd.

Dwi wedi ceisio fy lladd fy hun ddwywaith. O ddifri. Dwi wedi rhoi cynnig arni bedwar neu bum tro arall, heb fod gymaint o ddifrif y troeon hynny, ond yn hytrach er mwyn ceisio cael pobl i ddeall. Dwi ddim yn siŵr sawl gorddos sydd wedi bod gan fod rhai wedi digwydd pan oeddwn i'n feddw – dwi'n cofio rhai ohonyn nhw, ond ddim pob un.

Dwi'n credu bod iselder wedi bod o 'nghwmpas i y rhan fwyaf o 'mywyd i, ond fe gafodd enw pan oeddwn i'n 17 oed. Lladdodd fy nhad ei hun. Yn annisgwyl.

Wnes i ddim siarad.

Fe wnes i grio ychydig am ddiwrnod neu ddau. Ond fi oedd yr un cryf, i fod. Fe wnes i ymbellhau oddi wrth bawb. Roeddwn i'n yfed, yn cael hwyl ac yn esgus bod popeth yn iawn. Roedd hi fis neu ddau cyn fy arholiadau, a chefais y canlyniadau roedd disgwyl i mi eu cael. A dweud y gwir, fe wnes i'n well na'r disgwyl – doedd neb wedi amau tybed a oeddwn i'n iawn gan fod pob tystiolaeth yn awgrymu fy mod i'n iawn; does dim i'w weld yma, ymlaen â chi os gwelwch yn dda.

Ofynnais i ddim am help oherwydd doeddwn i ddim yn

meddwl bod angen help arna i. Roeddwn i'n fy ngweld fy hun fel ynys. Roeddwn i'n iawn. Pan doeddwn i ddim yn iawn, bryd hynny, fy lle i oedd datrys hynny, fel arfer trwy geisio claddu fy mhen a rhygnu 'mlaen. Newidiodd hyn ar ôl bod mewn perthynas pan fyddwn yn cael fy ngham-drin, pan oeddwn i eisiau marw, a hynny am gyfnod a oedd yn teimlo'n ddi-ben-draw, a doedd ceisio rhygnu 'mlaen yn gwneud dim lles...

Dwi wedi gweld seiciatryddion, therapyddion (fel unigolyn, mewn grŵp, therapi ymddygiad gwybyddol, seicdreiddiol, dirfodol, integreiddiol, celf, drama, dawns a symud, Gonzo) a llu o rai eraill, ond cymerodd sbel i gyrraedd yno. Dwi wedi rhyfeddu at faint o bobl sy'n gallu sôn am ddyfnderoedd mewnol fy meddwl, sy'n dymuno gwneud hynny ac yn barod i wneud, a faint o amynedd maen nhw'n ei ddangos tuag ata i.

Fe wnaeth y syniad mai dim ond arbenigwyr a allai fy helpu ddwysáu'r stigma roeddwn i'n ei deimlo – roeddwn i yn y fath lanast mewn gwirionedd fel mai dim ond rhywun a oedd wedi cael blynyddoedd o hyfforddiant a allai fy helpu i. Arhosais mewn lloches ar gyfer pobl a oedd mewn perygl o ladd eu hunain yn Llundain (Maytree) ac fe wnaeth hynny agor y drws ar y syniad o gael help.

Dydy bywyd ddim yn fêl i gyd nawr. Ddwy flynedd yn ôl, roeddwn i'n teimlo fel fy lladd fy hun bob dydd. Flwyddyn yn ôl, roeddwn i'n teimlo fel fy lladd fy hun bob wythnos. Nawr, mae'n digwydd bob rhyw fis neu ddau. I rai, gall hynny fod yn frawychus a braidd yn rhyfedd. Dwi'n ei hoffi; i raddau. Mae'n fy llusgo i lawr, ond fel pêl yn cael ei llusgo i'r môr, dwi'n bownsio'n uwch. Mae iselder ysbryd a meddwl am ladd fy hun yn helpu i gadw fy meddwl i'n effro. Dwi'n ei dderbyn, o'r diwedd, ac mae hynny'n fy ngalluogi i'w reoli.

Dwi'n hyfforddi i fod yn therapydd nawr, neu yn hytrach dwi'n therapydd sy'n gwneud rhywfaint o hyfforddiant hefyd. Dwi'n teimlo'n freintiedig mai dyma fy hanes i oherwydd bod hyn yn golygu y galla i uniaethu â phobl mewn ffordd nad yw'n ddamcaniaethol o gwbl.

Roedd y stigma roeddwn i wedi'i deimlo yn seiliedig ar y dybiaeth fod y gweithwyr proffesiynol i gyd yn hapus eu byd, eu bod nhw'n 'sorted'. Dydyn nhw ddim, ac o'r hyn dwi wedi'i weld, y rhai gorau yw'r rhai sy'n gwybod nad ydyn nhw'n 'sorted' ac yn sylweddoli na fyddan nhw byth gant y cant gan fod hwn yn nod ffug. Maen nhw'n ymdopi ac yn gallu deall anawsterau; dydyn nhw ddim yn credu eu bod nhw'n well na phawb arall.

Mae iselder wedi fy ngwneud i'n wydn – dwi'n gallu ymdopi â chymaint oherwydd fy mod i wedi bod yno, wedi gwneud hynny ac wedi cyffwrdd â'r gwaelod, ac mae hynny'n fan cychwyn. Yn sgil hynny mae llawer o ffrindiau a chysylltiadau wedi datblygu sy'n seiliedig ar y lefel honno o onestrwydd, ac mae'n rhan o 'mherthynas i ag eraill. Nid gwadu iddo ddigwydd erioed yw fy adferiad, na safbwynt sy'n mynnu na fydd yn digwydd eto chwaith, ond yn hytrach dangos y gall pethau wella.

Mae dau ymadrodd wedi'u hoelio ar fy meddwl: 'dros amser y mae'r pethau a welir' ac *amor fati* (mae gen i datŵ o hynny ar fy mraich). Mae'r ail yn golygu 'caru'ch tynged', ond yn hytrach nag edrych ar dynged fel y peth hwn sy'n fy rheoli, mae'n golygu gwneud penderfyniadau a dewisiadau heddiw sy'n rhoi i mi y dynged dwi'n ei dymuno.

Dydy hi ddim yn hawdd ond doedd neb wedi dweud y byddai bywyd yn hawdd, a dwi'n gweld bod dymuno fy lladd fy hun yn pwysleisio natur dros dro bywyd yn glir iawn.

Cofion cynnes,

Ben

Nid gwellhad na chyrraedd pen taith yw adferiad, ond yn hytrach ymdopi a byw a myfyrio ac ymdrechu cystal ag y gallwch chi bob dydd.

ODDI WRTH DEBORAH

Annwyl Chi,

Dwi'n ysgrifennu i rannu fy mhrofiad unigryw o iselder â chi. Welwch chi, dwi'n adnabod iselder yn bersonol, a dwi'n gwybod sut i'w drin yn broffesiynol.

Doeddwn i ddim yn gwybod hynny ar y pryd, ond roedd iselder yn rhan fawr o 'mywyd i fel merch ifanc. Roeddwn wedi blino ac yn ddagreuol bob amser ac yn meddwl bod pawb yn teimlo felly. Ac ni chymerodd neb – athrawon, ffrindiau na theulu – unrhyw sylw o fy iselder yn ôl yn y 1960au. Yn rhannol oherwydd nad oedd neb yn meddwl bod plant yn gallu dioddef o iselder clinigol. Yn rhannol oherwydd fy mod i wedi gallu defnyddio gwên i guddio fy mhoen.

Gwaethygodd yr iselder wrth i mi fynd yn hŷn a phan oeddwn yn fy arddegau, gwaethygodd gymaint nes gwneud i mi deimlo fel lladd fy hun. Pan oeddwn i'n 19 oed, estynnais am wn i roi diwedd ar fy mywyd. Yn ffodus, torrodd rhywbeth ar draws fy ymgais a chefais help ar unwaith. Buan y dysgais i gan therapydd fy mod i wedi bod yn ymdopi â salwch o'r enw dysthymia – a'i fod wedi dwysáu i fod yn iselder dwbl, pan mae pwl mawr o iselder yn cyd-ddigwydd.

Gyda'n gilydd fe lwyddon ni i ddeall pam roedd y salwch hwn yn fy mywyd i. Dysgais am wyddoniaeth anhwylderau hwyliau a sut roedd fy ngeneteg yn dylanwadu ar y salwch hwn, sut roedd rhai ffyrdd o feddwl yn gwneud iselder yn waeth – a ffyrdd i wella o'r anhwylder yma.

Cefais fy ysbrydoli gymaint gan fy sesiynau therapi nes i mi ddod yn seicolegydd er mwyn gweithio gydag eraill a oedd yn cael anhawster gydag iselder. Trwy ddefnyddio fy mhrofiadau personol a'u cymhwyso i'r wybodaeth glinigol a ddysgais, cefais lawer o nerth. Gyda'r safbwynt unigryw yma, dwi'n gallu helpu llawer o bobl eraill i ddeall sut deimlad yw iselder oherwydd fy mod i'n cerdded y llwybr hwnnw ac yn siarad o brofiad.

Yn bersonol, dwi'n deall sut beth yw bod â salwch meddwl. Sut allwch chi deimlo bod eich corff a'ch meddwl chi eich hun yn eich bradychu chi. Dwi'n deall y cywilydd sy'n dod o fod ag angen meddyginiaeth wrthiselder. A'r rhwystredigaeth oherwydd y sgileffeithiau. Dwi'n gwybod pa mor anodd yw cymryd y sgiliau a ddysgwyd mewn sesiynau therapi a'u cymhwyso i fywyd go iawn.

Dwi wedi teimlo'r llygaid oer a chaled yn rhythu arna i hefyd a'r sylwadau difrïol gan eraill wrth ddarganfod bod iselder arna i. Dwi'n cofio fferyllydd yn dweud wrtha i unwaith pan alwais i heibio i nôl presgripsiwn, 'Ie, peidiwch ag anghofio'ch Prozac. Mae 'na leuad lawn heno.'

Ond dwi'n gwybod yn bersonol hefyd sut all dilyn eich cynllun triniaeth a chael cefnogaeth gan anwyliaid eich helpu i wella. Dwi wedi synhwyro'r eiliadau pan fydd y salwch yn dechrau cilio, ac yna'n llithro i ffwrdd yn y cefndir – heb ran amlwg yn eich bywyd mwyach.

Trwy fyw gydag iselder, cefais help i weld beth sy'n werth poeni amdano go iawn. Does dim pwrpas poeni am y pethau bach. I raddau, trwy eiliadau tywyllaf fy mywyd, dwi'n gallu gwerthfawrogi dod o hyd i hapusrwydd – a llawenydd hyd yn oed. Pan fyddwch chi ar fin lladd eich hun, yn cael anhawster gyda phoen gorfforol iselder ysbryd neu'r anhwylder hwn yn dinistrio'ch emosiynau, rydych chi'n dod yn wydn mewn ffyrdd na ddaw eraill byth i wybod amdanyn nhw.

Ar lefel broffesiynol, dwi'n gwybod pa fath o driniaethau sy'n gweithio yn ogystal â'r ymchwil sydd ar gael ar iselder. Dwi wedi gweld gobaith yn ymddangos mewn lliw byw wrth i gleifion wella. Dwi wedi gwylio wrth i blant ac oedolion fanteisio ar dechnegau a goresgyn eu hiselder. Fel meddyg, yr un peth sy'n rhaid ei wneud yw rhoi eich cynllun triniaeth ar waith mewn ffordd gyson. Yn glinigol, ymlyniad wrth driniaeth yw'r enw am hyn. Dydy cysondeb ddim yn golygu cael seicotherapi yn unig. Na chymryd eich meddyginiaeth. Mae cysondeb yn golygu mynd i bob apwyntiad seicotherapi. Bod yn brydlon ar gyfer sesiynau a sicrhau nad ydych chi'n methu unrhyw driniaeth oherwydd ei bod hi'n well gennych chi fynd i'r traeth neu dydych chi ddim yn teimlo fel siarad. Mae cysondeb yn golygu cymryd eich meddyginiaeth bob dydd ar yr un pryd, a chymryd yr un ddos. Mae cysondeb yn golygu sicrhau eich bod chi'n trefnu i ail-lenwi'ch presgripsiwn mewn pryd fel nad oes unrhyw doriad na bwlch yn eich meddyginiaeth. Mae cadw at driniaeth yn golygu eich bod chi'n ceisio bwyta'n dda, cysgu'n dda a gwneud ymarfer corff. Eich bod chi'n rhoi blaenoriaeth i ofalu amdanoch chi'ch hun. Fel meddyg, dwi'n gwybod mai'r cysondeb hwn yw'r greal sanctaidd – ac fel claf, fe ges i anhawster dod o hyd iddo. Ond unwaith y llwyddwch chi i gael cysondeb, byddwch yn dechrau gwella. A dyna pryd mae'r gobaith o deimlo'n well yn dod yn realiti. Dyna pryd rydych chi'n dechrau bod yn fwy na'ch salwch. Dyna pryd rydych chi'n sylweddoli bod iselder yn anhwylder difrifol, ond yn un y gellir ei drin.

Felly, wrth i chi symud ymlaen, cofiwch y ddau beth y mae fy safbwynt unigryw ar iselder yn eu cynnig:

Fel meddyg, dwi yma i ddweud wrthych chi fod yna obaith.

Ac fel claf, dwi yma i ddweud wrthych chi fod yna iachâd.

Gan ddymuno iechyd a hapusrwydd i chi,

Dr Deborah Serani

ODDI WRTH KIM

Annwyl Chi,

Dwi wedi suddo i wagle truenus iawn ar wahanol adegau yn fy mywyd.

Dydy jôcs ddim yn ddoniol mwyach, mae'r dyfodol yn edrych fel y fagddu ac mae'r diffyg gallu i deimlo mor ddwys fel ei fod yn gorfforol boenus.

Mae fy meddyliau mor negyddol, ond yn aml dydyn nhw ddim yn solet, fel petaen nhw heb ffurfio'n llawn yn fy meddwl. Dim ond cefndir annifyr o anobaith a hunanffieiddio. Dwi'n fy nghasáu fy hun a'r byd o 'nghwmpas i.

Po fwyaf o amser y byddwn i'n ei dreulio'n hel meddyliau, mwyaf digalon y byddwn i'n teimlo.

I mi, yr hyn sy'n helpu yw gwneud pethau. Weithiau does dim ots beth, dim ond gwneud rhywbeth. Mae'n rhaid i mi dorri'n rhydd o'r cylch hwnnw o hel meddyliau a dyfalbarhau hyd yn oed pan dwi'n teimlo'n hollol negyddol a gwangalon.

Ar adegau fydda i ddim yn poeni mwyach a bydda i'n mynd i'r sinema yn ystod y dydd neu'n ymgolli yn rhywle ym myd natur. Dro arall efallai y bydda i yn rhywle uchel, ac er fy mod i o bosib wedi meddwl mai dim ond un cam dros yr ymyl sydd ei angen i roi diwedd ar y boen, mae edrych i lawr ar y byd yn rhoi safbwynt uwch i mi, rywsut, sy'n gwneud i 'mhroblemau i deimlo'n fwy di-nod a bach.

Pan oedd fy iselder ar ei waethaf doeddwn i ddim yn gallu

gweld unrhyw bwrpas mewn byw. Ers hynny dwi wedi cael profiadau na allwn i fod wedi'u dychmygu. Profiadau dwi'n eu trysori. Dydych chi byth yn gwybod beth sydd gerllaw.

Wrth i mi ysgrifennu hwn nawr, rhyw droedio o amgylch ymylon iselder ydw i, a dwi'n weddol sicr y bydd yn dychwelyd eto ryw dro yn ystod fy mywyd. Hyd y bo modd, dwi'n ceisio peidio â meddwl am yr adegau hyn oherwydd dydyn nhw'n gwneud dim byd ond bwydo'r anghenfil.

Gall iselder deimlo fel gelyn sy'n peri dychryn ofnadwy, yn enwedig os yw'r cyfnodau'n ddwys ac yn hir. Dwi'n ceisio meddwl amdano fel athro, ac fel iachäwr hyd yn oed. Weithiau pan fydd pethau'n ormod neu pan dwi'n fy ngwthio fy hun yn rhy galed, mae angen i mi deimlo Gorffwys Dwfn. Rywsut mae iselder yn fy ngorfodi i orffwys dwfn lle dwi'n methu gweld pwrpas i ddim byd mwyach. Mae'n gwneud i mi edrych arna i fy hun a fy mywyd ac amau a ydw i eisiau byw fel rydw i.

Ar adegau mae wedi fy helpu i wneud newidiadau y byddwn i wedi bod yn rhy ofnus i'w gwneud fel arall. Dwi wedi gweld llawer o bobl yn mynd drwy broses iselder. Alla i ddim peidio â theimlo ei bod hi, a dweud y gwir, yn ceisio ein helpu ni mewn rhyw ffordd ryfedd, er ei bod hi'n anodd gweld pethau fel hyn pan fydda i yn ei chanol hi. Fel arfer, pan fydd pethau wedi gwella dwi'n dechrau gweld y dysgu ac yn ceisio adeiladu perthynas fwy cyfeillgar ag iselder.

Wel, gobeithio y dewch chi o hyd i rywbeth yn y geiriau hyn sy'n siarad â chi.

Dymuniadau gorau,

Kim

ODDI WRTH IVY

Annwyl Chi,

Dwi'n ysgrifennu'r llythyr hwn i ddweud wrthych chi, os ydych chi'n dioddef o anhwylder hwyliau ôl-enedigol, y byddwch chi'n gwella ac nid eich bai chi yw hyn. Dwi'n ysgrifennu atoch chi i rannu fy mhrofiad i o iselder ôl-enedigol â chi. Gobeithio y bydd rhywfaint o'r hyn dwi'n ei rannu'n taro tant gyda chi.

Maen nhw'n dweud mai'r geiriau 'hapus' a 'golwg iach' sy'n nodweddu bod yn feichiog ac yn fam. Ond dydy bod yn fam ddim yn brofiad hapus bob amser. Bod yn fam yw'r dasg anoddaf gewch chi byth, yn enwedig pan does gennych chi ddim digon o gefnogaeth neu ddim cefnogaeth o gwbl. Pan fyddwch chi'n dechrau'r dasg heb wybod beth i'w ddisgwyl, mae'n naturiol eich bod chi'n teimlo'n orbryderus ynglŷn â bod yn fam newydd dda. Fydd cael iselder ôl-enedigol yn ymddangos heb wahoddiad ddim yn help i chi chwaith.

Doedd fy nhaith at fod yn fam ddim yn un arbennig o hapus a doedd dim golwg iach arna i yn aml. Erbyn i mi feichiogi, roeddwn i'n flinedig ar ôl yr holl bigiadau a'r gorbryder yn sgil y cylchoedd o IVF y bu'n rhaid i mi fynd drwyddyn nhw. Roedd yn feichiogrwydd eithaf didrafferth heblaw am y cyfog parhaus a fu'n fy mhlagio o'r dechrau i'r diwedd, y gorbryder a barhaodd yn dilyn yr holl ymdrechion aflwyddiannus i feichiogi, ac yna'r ddamwain car a roddodd ddiwedd ar fy nghar i ac a achosodd i mi golli un o fy nau ffoetws. Ar ôl geni fy merch, roedd yn rhaid iddyn nhw dynnu fy nghroth oherwydd *placenta accreta*, cyflwr prin lle mae'r brych yn tyfu i mewn i'r groth. Collais beth wmbredd o waed yn ystod y llawdriniaeth i dynnu fy nghroth. Yn ystod fy wythnos yn yr ysbyty, ches i ddim cysgu am gyfnodau hirach nag awr neu ddwy ar y tro, dim ond ciwbiau iâ roeddwn i'n cael eu bwyta, ac ar ben y cyfan, roedd rhaid i mi aros yn gryf i geisio fy ngorau i fwydo ar y fron er fy mod i wedi fy ngwahanu oddi wrth fy merch am lawer o'r amser oherwydd fy llawdriniaeth a'r cyfnod o wella ar ei hôl. Roedd yn rhaid i mi beidio â cholli gafael ar bethau, er fy mod i mewn gwewyr dwys oherwydd fy mod i'n methu cael rhagor o blant.

Yna, yn yr wythnosau ar ôl ei geni, datblygodd fy merch golig, ecsema a chrudgen (*cradle cap*). Dwi'n siŵr bod y gorbryder fy mod i'n rhoi dechrau gwael iawn i'w bywyd wedi cyfrannu at yr iselder ôl-enedigol a gododd ei ben hyll. Roedd angen sicrwydd arna i nad oeddwn i'n methu fel mam am adael i fy merch ddioddef o golig, ecsema a chrudgen mor ddifrifol nes iddi fynd o fod â llond pen o wallt i fod yn hollol foel, ond ches i mohono. Roedd angen cefnogaeth bersonol arna i gan berthynas, ffrind, grŵp cymorth neu therapydd, ond ches i mohoni. Doedd gen i ddim cefnogaeth ar-lein, fel grwpiau Facebook a blogiau. Erbyn hyn, mae yna GYMAINT o grwpiau Facebook a blogiau. Y cyfan sy'n rhaid i chi ei wneud yw chwilio ar Google ac fe ddewch chi o hyd iddyn nhw. Fe welwch chi fy mlog i'n syth wrth ddefnyddio'r geiriau hyn i chwilio: 'postpartum insomnia', 'can't sleep after childbirth', ac ati.

Wythnos ar ôl i golig fy mabi wella, cychwynnodd fy nhaith

gydag iselder ôl-enedigol. Dechreuodd wrth i mi fethu cysgu ac yna cefais byliau o banig, a dyma fi'n colli pwysau, colli fy awydd am fwyd, ac yn methu gwneud dim na meddwl yn glir. Roedd yn amlwg bod angen help arna i a hynny'n gyflym. Pe bawn i heb ofyn am gymorth meddygol, dwi'n amau a fyddwn i yma heddiw. Er bod gan fy meddyg ffordd ofnadwy o siarad â chleifion, rhoddodd bresgripsiwn i mi â'r cyfuniad cywir o feddyginiaeth a helpodd fi i wella. Ond cyfrannodd ei anallu i siarad â'i gleifion a'i ddiffyg cefnogaeth emosiynol yn fawr at y profiad poenus roeddwn yn ei ddioddef ar y pryd.

O'r adeg y dechreuais fethu cysgu a'r pyliau o banig yn digwydd, a chyn i mi ddechrau gweld meddyg ynghylch y symptomau brawychus a rhyfedd hyn, doedd gen i ddim syniad mai'r hyn roeddwn i'n ei brofi oedd iselder ôl-enedigol. Roeddwn i'n meddwl fy mod i'n colli arni. Roedd yna adegau pan oeddwn i'n dymuno diflannu fel na fyddai'n rhaid i mi ddioddef fel roeddwn i'n dioddef. Ar adegau, doeddwn i ddim yn meddwl y byddwn i'n dod drwyddi.

Mewn gwirionedd dim ond pan roddwyd enw ar fy mhrofiad brawychus i wnes i lwyddo o'r diwedd i weld llygedyn o olau ym mhen draw'r twnnel tywyll a phoenus. Diolch i fy anwybodaeth roeddwn i'n byw mewn ofn. Gyda gwybodaeth, daeth gobaith!

Pe bawn i'n gwybod bryd hynny beth dwi'n ei wybod nawr, neu'n well fyth, pe bai rhywun wedi egluro cyn geni fy mabi beth oedd iselder ôl-enedigol, pam mae'n digwydd, a beth i chwilio amdano – fyddwn i DDIM wedi teithio ar hyd y ffordd hir, unig a thywyll honno yn ystod yr wythnosau ofnadwy hynny. Byddwn i wedi gwybod bod methu cysgu am chwe wythnos ar ôl genedigaeth yn arwydd cynnar cyffredin o iselder ôl-enedigol. Byddwn i wedi gwybod y dylwn i ofyn i fy meddyg (os nad oedd wedi gwneud hynny eisoes) fy sgrinio am iselder ôl-enedigol a fy helpu i gael gafael ar y cymorth cywir os nad oedd e'n gallu cynnig hwn i mi ei hun, yn hytrach na dim ond rhoi presgripsiwn i mi am dabledi cysgu, gan anwybyddu'r ffaith fy mod i'n methu cysgu, a dweud bod pob rhiant newydd wedi blino'n lân am yr ychydig fisoedd cyntaf. Byddwn wedi adnabod symptomau iselder ôl-enedigol eraill hefyd fel colli awydd am fwyd a cholli pwysau'n gyflym. Fyddwn i DDIM wedi bod mor ofnus ag yr oeddwn i'n teimlo ynghylch y methu cysgu a pham roeddwn i'n methu cysgu, hyd yn oed pan oedd y babi'n cysgu, er fy mod wedi blino'n lân. Ni fyddai fy ofn wedi datblygu'n byliau o banig. Byddwn i wedi mwynhau fy mabi'n fwy yn ystod yr ychydig fisoedd cyntaf. Alla i byth gael yr amser coll hwnnw'n ôl.

Maen nhw'n dweud ei bod hi'n arferol i famau ag iselder ôl-enedigol deimlo eu bod nhw'n gaeth mewn twnnel tywyll heb unrhyw ffordd allan ohono na golau ar ei ddiwedd. Doedd neb, ddim hyd yn oed fy ngŵr, yn gwybod gymaint roeddwn i'n dioddef. Doedd neb yn deall sut roeddwn i'n teimlo oherwydd bod pawb yn dweud fy mod i'n edrych yn iawn, ond wedi blino, fel pob rhiant newydd. Dydy hi ddim yn helpu chwaith fod mamau'n gwneud gwaith cystal wrth guddio ein poen y tu ôl i wên deg oherwydd bod cymdeithas yn disgwyl i ni fod yn hapus. A dydy hi ddim yn helpu mai dim ond y rhai sydd wedi profi anhwylder hwyliau sy'n gallu deall yn iawn sut brofiad yw dioddef o anhwylder hwyliau. Does neb arall yn deall, er y gallan nhw geisio gwneud hynny.

Os ydych chi'n teimlo eich bod wedi'ch llethu neu'n teimlo nad yw rhywbeth yn hollol iawn, neu'r ddau, peidiwch â bod yn dawel. Gofynnwch am help. Mae'n iawn teimlo eich bod wedi'ch llethu gan BOPETH a bod angen gofyn am gefnogaeth emosiynol arnoch chi. Peidiwch â chadw'ch teimladau i chi'ch hun. Peidiwch â gadael i deimladau o unigedd gydio ynoch chi. Gall eich profiad wneud i chi deimlo cywilydd ac fel petaech chi ar eich pen eich hun yn llwyr. Ond dydych chi ddim ar eich pen eich hun. Mae cymaint o famau eraill yn wynebu'r un peth â chi'r funud hon. Mae pobl o'ch cwmpas sy'n gallu helpu, yn bersonol ac ar-lein, gan gynnwys eraill sydd wedi goroesi, fel fi. Mae cefnogaeth gymdeithasol yn hanfodol i bob mam newydd. Peidiwch â cheisio gwneud hyn ar eich pen eich hun. Mae gwir angen pentref i fagu plentyn!

Er gwaethaf popeth dwi wedi'i wynebu gyda fy nhaith anodd at fod yn fam, dwi'n berson cryfach o lawer. Er bod hyn yn swnio'n hollol hurt, dydw i'n difaru dim am fy mhrofiad. Oni bai am fy mhrofiad o iselder ôl-enedigol, fyddwn i ddim pwy ydw i heddiw. Dwi wedi dod yn fwy hyderus ac yn fwy gwydn wrth wynebu heriau bob dydd oherwydd fy mod i wedi mabwysiadu'r arwyddair hwn: os ydw i wedi llwyddo i oroesi iselder ôl-enedigol, fe alla i oroesi bron pob dim.

Cofion cynnes,

Ivy

ODDI WRTH LINDA

Annwyl Chi,

Dwi'n ceisio ysgrifennu'r llythyr hwn atoch chi heddiw, er nad ydy hi wedi bod yn un o'r dyddiau gwell. Mae fy hwyliau yn well o lawer nag oedden nhw pan oeddwn i'n isel iawn ychydig fisoedd yn ôl, ond maen nhw'n dal i fynd i fyny ac i lawr.

Weithiau, dwi'n cymryd ychydig o gamau ymlaen: yr wythnos yma fe wnes i deimlo'r wefr ryfedd gyfarwydd yna eto a chofio'r brwdfrydedd a arferai fod gen i ynghylch byw. Ond heddiw mae'n teimlo braidd fel pe bawn i wedi cymryd cam yn ôl. Felly dwi ddim yn mynd i ddweud wrthych chi y bydd popeth yn iawn ar y ffordd at wella, oherwydd dwi'n gwybod y gall fod braidd yn anodd ar brydiau.

I mi, nid dim ond 'tristwch' yw iselder, ond ymdeimlad o anobaith llwyr. Does dim llawer o bobl sydd heb gael profiad ohono yn deall hyn. Dydyn nhw ddim yn deall sut beth yw teimlo mor ofnadwy fel mai prin y gallwch chi deimlo dim byd o gwbl; bod mor ddiobaith nad oes pwrpas codi o'r gwely i wynebu'r dydd; credu y byddai pawb arall yn well eu byd heb y baich o orfod ymdopi â chi. Mae yna rai a fydd yn dweud wrthych chi am ddod at eich coed a chithau prin yn gallu codi'ch pen oddi ar y gobennydd. Does ganddyn nhw ddim clem sut all person deimlo fel hyn, dydyn nhw ddim yn dioddef cylch beunyddiol o feddyliau poenus a hunanamau, a does ganddyn nhw ddim empathi o gwbl at y ffaith fod gennych chi fwy na digon o'r ddau beth.

Ond dwi'n gwybod sut deimlad ydy hyn. O ydw, dwi'n gwybod.

Felly, fe alla i ddweud wrthych sut dwi wedi llwyddo i ddod cyn belled ag yr ydw i a pham dwi'n dal ati.

Fe wnes i drio symud eto, ychydig bach ar y tro – cymryd camau bach yn hytrach na rhoi cynnig ar naid uchel a methu.

Dwi wedi ceisio rhoi'r gorau i fy nwrdio fy hun ynglŷn â mynd yn isel. Mae'n ffaith – dwi'n dal i fethu gwneud popeth yr hoffwn i allu ei wneud. Dwi wedi gorfod dysgu maddau i mi fy hun am beidio â bod y sawl roeddwn i'n dymuno bod ac wedi dychmygu y byddwn i bob amser, ond yn lle hynny dwi'n berson gwahanol (ac efallai'n well) oherwydd fy mod i wedi profi iselder.

Fe wnes i adael i mi fy hun gael cymorth gan eraill a oedd yn cofio pwy oeddwn i'n arfer bod ac yn fy sicrhau nad y cysgod diflas a llwyd hwn o unigolyn oedd y fi go iawn – fel yr oeddwn i wedi'i ofni. Fe wnaethon nhw fy helpu i gofio'r pethau roeddwn i'n arfer eu mwynhau, ond wedi peidio â'u gwneud. Fe ddangoson nhw i mi fy mod i wedi anghofio pwy oeddwn i.

Bu cyfnod hir pan oeddwn i'n credu nad oeddwn i'n perthyn yn unman mwyach oherwydd fy mod i'n wahanol. Nawr dwi'n dechrau gweld sut allai hyn fod yn rhywbeth i'w ddathlu hyd yn oed.

Roedd heddiw'n anodd. Roeddwn i dan straen ac yn teimlo'r dagrau'n dychwelyd eto. Ond nawr, wrth i mi ysgrifennu atoch chi, galla i weld bod y teimlad hwn yn wahanol – yn debycach i'r tristwch roeddwn i'n arfer ei deimlo o bryd i'w gilydd yn hytrach na llen ddu iselder yn dod i lawr eto. A thrwy daro fy meddyliau ar bapur, dwi wedi llwyddo i wneud rhywfaint o synnwyr o ble'r ydw i ar hyn o bryd.

Er gwaetha'r perygl o swnio'n ystrydebol (dyna fi eto, yn fy meirniadu fy hun) – ydy'n wir, mae yfory'n ddiwrnod newydd.

Gobeithio bod yr hyn dwi wedi'i ysgrifennu wedi gwneud rhyw fath o synnwyr i chi.

Dwi'n meddwl amdanoch chi drwy'r amser,

Linda

ODDI WRTH ALAN

Annwyl Chi,

Dwi'n eistedd am ychydig, yn meddwl amdanoch chi'n ceisio ymdopi o dan y cwmwl hwnnw o'r enw iselder.

Dwi'n cofio amser pan oedd hi'n brifo'n gorfforol i feddwl neu deimlo; anghofiais i bawb a phopeth oedd yn bwysig; allwn i ddim gwisgo amdanaf na bwyta prin ddim; a'r dyddiau tywyll a oedd yn creithio pan nad oedd fy ngwraig yn siŵr a fyddwn i'n dod adref wrth iddi fy ngwylio'n mynd am dro.

Ar ôl cyfnod o straen ddwys yn fy musnes, fe syrthiais ar fy mhen i'r pydew arswydus, gan ganolbwyntio'n gyflym ar ba mor wael roeddwn i'n teimlo – roedd pob rhan ohono i'n teimlo'n hysb ac wedi blino'n lân. Roeddwn i eisiau cysgu drwy'r amser, i geisio dianc rhag y boen a oedd yn fy ymlid yn gyson, ond roedd fy myd mewnol gwyllt a chreulon yn fy nghadw i'n effro ac yn llawn panig.

Doeddwn i erioed wedi teimlo mor unig a digyswllt, heb obaith i fy nghynnal. Doeddwn i ddim yn sylweddoli sut roedd *gobaith* yn fy mywiogi i nes iddo ddiflannu a minnau wedi fy mharlysu gan y twll aruthrol a adawodd ar ei ôl. Dallwyd llygad fy meddwl wrth i 'ngolwg ar y byd gulhau i gynnwys dim byd heblaw fy mhoen. Arafodd amser, aeth yn aneglur, yna diflannodd wrth i mi ddod yn ysbryd oedd yn gwneud dim mwy na syllu a throedio'n ôl a blaen – cragen o ddyn, prin yn gallu gadael fy marc ar y byd; fel pe bawn i wedi marw ond fy nghorff yn loetran ac yn llusgo'i hun o gwmpas. Roeddwn i wedi symud o *fyw* i *fodoli*.

Byddai'r byd i gyd yn fy stelcio ym maes milain y canfyddiad gwyrdroëdig oedd gen i ohono i fy hun. Daeth syniadau creulon allan o gysgodion bygythiol, gan gymryd eu tro i wthio'u ffordd i mewn i ddyfnder fy enaid – yn hyrddio trwy ddrws fy meddyliau. Fe ymladdais â nhw â phob arf y gwyddwn amdano, ond bydden nhw'n ymosod yn ddi-baid, gan drywanu fy nghalon gignoeth, glwyfedig *â chyllyll wedi'u hogi ar gerrig fy meiau a fy methiannau.*

·Yn rhyfedd ddigon, gallai hyd yn oed wrthrychau fel y peiriant torri gwair, neu'r nenfwd, amlygu eu hunain yn wenwynig a fy anffurfio gan ofn a hunangasineb. Byddwn i'n deffro i'r hunllef yn fy siambr arteithio breifat am fisoedd lawer, gan symud i mewn ac allan o ddiffyg teimlad gorffwyll a oedd yn lleddfu poen.

Tyfodd yr anffurfio ofnadwy i fod mor wyrdroëdig a gwenwynig nes bod marw yn edrych fel rhyddid – i mi ac i fy anwyliaid. Roedd fy 'mywyd' i yn dryllio eu bywydau nhw, gan ychwanegu haen ormesol arall o artaith emosiynol. Llethwyd yr ysfa gyntefig i fyw gan boen ddi-baid ac roeddwn i'n dyheu am adael i'r farwolaeth a oedd wedi fy heintio fy arwain at y diwedd a ddymunai – nid *dim ond* i mi, ond i'r lleill yn fy mywyd. Roeddwn i'n credu'n angerddol y *byddai dod â fy mywyd i ben yn rhoi eu bywydau nhw yn ôl iddyn nhw.*

Roeddwn i'n ffieiddio at y weithred ffug hon o ras, ond roedd yn fy swyno. Er bod hyn yn ymddangos mor ddrwg nawr, roedd mor glir bryd hynny. Roedd meddwl am farwolaeth yn gysur *ac* yn ddychrynllyd yr un pryd. Fe wnes i ystyried hunanladdiad ac ymchwilio iddo a byddwn i'n breuddwydio'n aml am farw. Roedd hyn yn teimlo fel gwynfyd, oherwydd yno doeddwn i ddim yn teimlo dim byd. Dwi'n cofio meddwl lawer gwaith, pe bai botwm yn bod a fyddai'n atal y boen am byth, byddwn i wedi ei bwyso.

Dwi'n ddiolchgar nad yw hunanladdiad mor hawdd â hynny gan na fyddwn i'n ysgrifennu hwn nawr nac yn gweld fy mhlant yn tyfu. Ganwyd fy wyres gyntaf eleni ac mae dau o fy mhlant wedi priodi. Mae'r syniad y gallwn i fod wedi aflonyddu ac amharchu dyfodol y rhai dwi'n eu caru yn rhwygo fy enaid.

Dwi mor ddiolchgar am fod yn fyw, dyna'r oll.

Fe ges i (neu roeddwn i'n meddwl 'mod i wedi cael) sgileffeithiau difrifol i unrhyw feddyginiaeth ar bresgripsiwn, felly byddwn yn rhoi'r gorau iddi'n gyflym. Er fy mod i'n analluog yn feddyliol i gymryd rhan mewn therapïau siarad – oherwydd bod canolbwyntio'n boenus yn gorfforol a bod meddwl mewn ffordd nad oedd yn ddinistriol yn amhosib – arafwyd fy adferiad. Aeth cryn amser heibio cyn i mi allu trafod pethau neu gynllunio llwybr allan o'r tywyllwch.

Wrth i mi feddwl am hyn, mae gen i frith gof o *ollwng fy ngafael yn dawel ar y pwysau i wella a'r hunangasineb* a ymunodd â mi yn y pydew. Trwy gydnabod bod gwella'n broses a *rhoi'r gorau i ymladd mor galed* – â mi fy hun – lleddfwyd fy nhensiwn mewnol. Wrth imi ryddhau'r pwysau, rhyddhaodd hynny egni i gymryd camau bach tuag at oleuni a bywyd.

Fel bod mewn trên a groesodd ffin wrth i mi gysgu, roedd yn ymddangos bod y trobwynt yn digwydd yn ddirgel yn ddwfn y tu mewn i mi, gan godi i fy ymwybyddiaeth wrth i mi sylwi ar y niwl yn codi a synhwyro cynhesrwydd gwan y wawr. Cynheuwyd gwreichionyn o fywyd. Yna fe ddeffrais un diwrnod gan sylweddoli fy mod i, drwy ryw ryfeddod, ond yn amlwg, wedi croesi'r ffin eto rhwng *bodoli* a *byw*. Dwi'n rhyfeddu o hyd *nad oedd dim wedi newid, ond eto newidiodd popeth*.

Wrth i mi godi, dechreuodd lliwiau droi'n fwy llachar yn llythrennol, gallwn weld yn gliriach a dechreuais weld nad oedd fy syniadau dinistriol a oedd yn sugno bywyd ohono i yn real nac yn wir. Dysgais o dipyn i beth nad FI oedd fy meddyliau a fy nheimladau.

Yn union fel mae camu yn ôl o wrthrych yn helpu i'w werthfawrogi'n well, fe welais i fod dysgu dod o hyd i le oddi mewn i mi lle gallwn i 'wylio' digwyddiadau fy nghalon, fy meddwl a fy nghorff mewn ffordd garedig wedi helpu i ffurfio darlun cliriach o realiti a hunaniaeth. Bu fy ngwraig amyneddgar a dewr, fy nheulu, ffrindiau, natur, newidiadau mewn deiet, symudiad a llawer o ffactorau eraill i gyd yn faeth i mi. Fe wnes i newidiadau sylfaenol hefyd i fy mywyd gwaith ac mae'n gyffrous bod gen i lawer i'w ddysgu o hyd.

Mae gofalu amdana i fy hun yn gwneud i mi deimlo'n euog weithiau ac yn estron yn aml, yn enwedig arferion i ofalu am fy iechyd meddwl. Mae gwylio meddyliau'n dod (a theimladau gyda nhw) a gwneud dim mwy na sylwi arnyn nhw â diddordeb yn dal i fod yn dipyn o her. Fel bod ar blatfform mewn gorsaf drenau, yn gwylio trên yn cyrraedd – rhibidirês o feddyliau os mynnwch chi – a dewis sylwi arno, yn hytrach na neidio arno a mynd rownd a rownd heb gyrraedd unman o unrhyw fudd.

Fe wnes i ddysgu hefyd fod y boen o fewn iselder yn dymuno tyfu i fod yn rhyw fath o ddoethineb – a synhwyro bod blas melys gan ddoethineb sy'n chwyrlïo. Mae cofleidio'r hyn sydd gan y dyfodol i'w gynnig MEWN GWIRIONEDD (yn lle'r hyn a ddychmygais i) yn dod â llawenydd cynnes sy'n helpu i asio'r hyn dwi/rydyn ni wedi'i brofi wrth ddarlun ehangach bywyd.

Mae llawer o bethau'n helpu rhyw ychydig a gyda'i gilydd gallan nhw fod yn help mawr. Y gamp yw parhau i roi un droed o flaen y llall a dal ati i anadlu. Canolbwyntiwch eich egni ar y dewisiadau o'ch blaen sy'n cynrychioli ffyrdd cadarnhaol o ymdopi. Gwnewch eich gorau i gymryd camau bach oddi wrth ddulliau ymdopi sy'n negyddol neu'n oddefol.

Cofiwch na fyddwch chi yn yr eiliad hon, nac unrhyw eiliad mewn amser, am byth – er y gall deimlo felly.

Daliwch ati i chwarae'r gêm, gyfaill – er eich budd eich hun a'r rhai eraill yn eich bywyd – a daliwch ati i fwynhau'r olygfa sydd ar fin dod i'r golwg.

Alan – gŵr a thad

ODDI WRTH NATHAN

Annwyl Chi,

Dwi am ddechrau drwy bwysleisio bod iselder pawb yn unigryw ac nad oes yna un 'ffordd gywir' o gyrraedd y fan lle rydych chi'n dechrau credu bod adferiad yn bosib. Serch hynny, mae gan iselder lais hynod bwerus – gall pawb sydd â phrofiad o'r salwch hwn gytuno ar hyn. A phan mae fwyaf croch, mae'n boddi a bron yn dileu'n llwyr unrhyw olion o lawenydd, gobaith a phleser yr oeddech chi wedi'u profi ar un adeg.

I mi, pan fydda i'n dechrau cael anhawster, mae hyd yn oed gweithredu ar lefel sylfaenol yn fy mlino'n lân. Mae fy hyder a fy hunan-werth yn suddo i'r dyfnderoedd, lefelau fy ngorbryder yn mynd drwy'r to ac rwy'n cael fy llyncu'n llwyr gan gwmwl o negyddiaeth – mae pob agwedd gadarnhaol ar fywyd yn cael eu cuddio. Mae natur gylchol fy iselder, fy ngorbryder a fy meddyliau am hunanladdiad yn sgil hynny, yn gwneud i mi gredu nad oes unrhyw ffordd o ddianc rhag y patrwm meddwl ailadroddus. Ond mae yna ffordd i ddianc.

Mae'r ffaith eich bod chi'n darllen y llythyr yma yn fy sicrhau bod gennych chi rywfaint o obaith o hyd ar gyfer y dyfodol – ar hyn o bryd efallai mai dim ond darn hynod fach yw e, llygedyn pitw bach o oleuni, ond mae'n bodoli a bydd yn parhau i dyfu'n fwy llachar.

Dwi wedi dysgu ei bod yn rhaid i mi, yn enwedig yn ystod

cyfnodau anodd, ymdrechu'n galed i fynegi'r meddyliau yn fy mhen, ac yn wir eu trefnu, er mwyn dod o hyd i ryw fath o asesiad rhesymegol i ddianc rhag y tywyllwch. Mae hyn yn gofyn am amser, ond cyn bo hir byddwch chi'ch hun yn dechrau dod o hyd i'ch dulliau a'ch strategaethau ymdopi eich hun ar gyfer rheoli eich lles meddyliol.

Mae wedi'i ddweud lawer gwaith dros y blynyddoedd diwethaf, ond mae'n amhosib ei bwysleisio ddigon – mae siarad yn allweddol. Mae llawer iawn ohonon ni wedi ymgyrchu i leihau'r stigma y mae'r rhai sy'n byw gydag iechyd meddwl gwael yn ei wynebu. Dwi'n credu'n llwyr fod gwneud y cyflwr eithaf anwadal hwn yn rhywbeth mwy pendant – rhoi llais iddo a dechrau sgwrs – yn hanfodol. Rydych chi'n gwybod yn iawn pa mor affwysol o isel y gall iselder wneud i rywun deimlo. Ond heb os, dydych chi ddim ar eich pen eich hun. Mae hyn yn rhywbeth sy'n dod yn amlwg iawn pan fydd iselder yn cael ei normaleiddio trwy gyfathrebu. Trwy ddarllen y llythyr hwn, rydych chi'n chwarae rhan yn y cyfathrebu hwnnw a dylech chi fod yn falch iawn ohonoch chi'ch hun am wneud hynny.

Dwi wedi cael cyfnod maith o gwnsela a dwi'n cymryd cyfuniad o feddyginiaethau i atal fy ngorbryder, codi fy lefelau egni a rheoli fy iselder. Mae rheoli'r cyflwr yn bosib, fel y mae cyflawni a llwyddo.

Am tua deunaw mis o fy nhair blynedd yn y brifysgol cefais gyfnodau cyson iawn o salwch. Roedd fy nhiwtoriaid yn gefnogol iawn ac fe leddfodd y rhwydwaith cymorth a oedd o 'nghwmpas i fy mhryderon.

Mae help ar gael a does dim rhaid i chi ei wynebu ar eich pen eich hun. Fe ges i radd dosbarth cyntaf – dyma oedd y nod erioed, ond ar brydiau roedd i'w weld yn amhosib. Ond doedd e ddim. Dwi wedi canolbwyntio rhywfaint o egni ers hynny ar greu blog sy'n seiliedig yn fras ar iechyd meddwl ond yn gwneud sylwadau ar faterion cyfoes hefyd. Fy uchelgais o ran gyrfa yw gweithio mewn rhyw ffordd ym maes newyddiaduraeth, yn ddelfrydol, cynhyrchu/darlledu newyddion teledu; felly peidiwch byth â cholli golwg ar eich breuddwydion a rhowch y cyfle i chi'ch hun ddathlu'ch llwyddiannau (beth bynnag fo'u maint, eu math neu eu heffaith). Gosodwch nodau cyraeddadwy i chi'ch hun a rhannwch bopeth yn gamau bach rhesymegol. Wrth i chi symud ymlaen, dwi'n addo y byddwch yn magu hyder a bydd eich gallu i weld y tu hwnt i'r cymylau du isel yn cynyddu.

Os mai dim ond un peth a fydd yn taro tant gyda chi wrth ddarllen y llythyr hwn, dyma ddylai hwnnw fod: does gennych chi ddim rheswm o gwbl i deimlo cywilydd am fyw gydag iechyd meddwl gwael, a ddylech chi ddim teimlo felly.

Dydych chi ddim yn wan, dydych chi ddim yn dda i ddim ac yn sicr dydych chi ddim ar eich pen eich hun.

Mae gennych chi lawer i'w gynnig – dyfal donc a dyr y garreg, a bydd pethau'n gwella, boed hynny o ddydd i ddydd, awr wrth awr, neu hyd yn oed funud wrth funud.

Credwch nid yn unig ynoch chi'ch hun, ond hefyd yn y nifer fawr o bobl sydd yno i helpu.

Gyda chariad a chefnogaeth, gan ddymuno'n dda i chi,
Nathan

ODDI WRTH BILL

Annwyl Chi,

Pwy ŵyr pam rydyn ni'n dioddef? Natur, magwraeth, cyfuniad o'r ddau? Efallai nad oes ots mewn gwirionedd, gan ein bod ni lle rydyn ni ac mae'n rhaid i ni wneud y gorau o'n sefyllfa.

Dwi wedi treulio'r rhan fwyaf o fy nhrigain mlynedd a mwy ar y blaned yn rheoli anhwylder gorbryder ac iselder sy'n gysylltiedig â gorbryder. Ac mae hynny'n cynnwys blynyddoedd o ddefnyddio alcohol fel meddyginiaeth. Dwi'n sobr ers 32 o flynyddoedd bellach. Dwi wedi gwisgo'ch esgidiau chi. Dwi'n deall. Ac mae gen i'r holl barch ac empathi yn y byd tuag atoch chi.

Sawl degawd yn ôl, roeddwn i'n meddwl bod y cyfan drosodd i mi – diwedd y daith. Ond fel y gwn i nawr, dim ffiars o beryg. Diolch i Dduw na wnes i roi'r ffidil yn y to, a choeliwch chi fi, roedd adegau pan fu bron i mi wneud hynny.

Dydy popeth ddim yn ofer, fy ffrind. Dydy hi byth felly.

Daliwch ati i symud ymlaen, daliwch ati i ddysgu, byddwch yn greadigol, gofalwch am eich corff a'ch ysbryd, a pheidiwch byth â rhoi'r gorau iddi.

Rydych chi i gyd o bwys...
Bill White

ODDI WRTH HUGH

Annwyl Chi,

Dydw i ddim yn eich adnabod chi ond dwi'n teimlo'n agos atoch chi, serch hynny, oherwydd y frwydr sy'n gyffredin i ni – a dyna pam dwi am rannu fy stori â chi.

Gydol fy ugeiniau, roeddwn i'n dioddef o gymysgedd o iselder a gorbryder, mwy o'r naill na'r llall ar wahanol adegau. Y sbardun oedd swydd gyntaf anodd ar ôl gadael y brifysgol: amlygodd awyrgylch swyddfa annymunol a bwlio y diffyg hunanhyder a'r ymdeimlad o fod yn destun gwawd a oedd wedi fy mhlagio drwy gydol fy mhlentyndod a fy arddegau.

Yna fe newidiais i fy ngyrfa i fod yn newyddiadurwr ond fe ddilynodd fy helyntion meddyliol i – a chynyddu mewn gwirionedd. Yn benodol, fe wnaethon nhw ddwysáu o ran fy ngyrfa: roeddwn i'n poeni'n ofnadwy am bob erthygl roeddwn i'n ei hysgrifennu, waeth pa mor fach yr oedd hi, ac yn yfed yn ormodol i ferwino'r panig. Fe wnes i ystyried fy lladd fy hun, sawl gwaith. Ar un achlysur, daeth fy nghyd-letywr adref a dod o hyd i mi gyda llond dwrn o barasetamol a'r rheiny'n llaith gyda fy mhoer ar ôl i mi eu rhoi yn fy ngheg, cyn i mi benderfynu peidio â'u llyncu nhw. Dro arall, fe es i'r gwaith gan wybod yn bendant fy mod i'n mynd i farw'r diwrnod hwnnw. O'r hyn dwi'n ei gofio, roeddwn i'n gweld rhywbeth gwyrdroëdig o ddoniol am y ffaith fy mod i mewn cinio gyda chyd-weithwyr a'u bod nhw'n cael sgwrs fach digon

187

'arwynebol gyda mi heb wybod mai dyna'r tro olaf y bydden nhw'n fy ngweld i.

Ac eto, saith mlynedd ers y cinio 'olaf' hwnnw, dwi yma a dwi'n ffynnu – ac weithiau dwi'n edrych yn ôl ac yn methu credu pa mor bell dwi wedi dod. Dydy fy swydd i ddim yn esgor ar straen mwyach ond yn hytrach ar lawenydd. Dwi'n trysori fy nghyfeillgarwch agos ag eraill yn fwy nag erioed ac, yn bwysicaf oll, dwi'n caru ac yn fy ngwerthfawrogi fy hun – ac er gwaethaf hyn oll, dwi'n gallu fy nghythruddo fy hun hefyd! Yn y cyfamser, dros y blynyddoedd diwethaf, po bellaf dwi wedi teithio ar y ffordd i adferiad, mwyaf dwi wedi gallu myfyrio ar fy mhroblemau iechyd meddwl gyda'r fantais o gael rhywfaint o bellter oddi wrthyn nhw – ac yn seiliedig ar hynny, dyma bum gair o gyngor dwi'n gobeithio y gallan nhw helpu mewn rhyw ffordd fach:

1. Peidiwch â bod â chywilydd o'ch iselder. Wyddoch chi beth oedd un o'r pethau gwaethaf am iselder, yn fy marn i? Y cylch dieflig o deimlo'n isel oherwydd fy mod i'n isel; roeddwn i'n ystyried bod fy iechyd meddwl gwael yn golygu 'mod i'n berson gwael, a dyna'i diwedd hi. Ond nawr, wrth edrych yn ôl, dwi'n gallu gweld bod yr agweddau ar fy mhersonoliaeth a oedd yn cyfrannu at fy iselder, o edrych arnyn nhw o safbwynt arall, yn rhinweddau y dylwn i fod yn falch ohonyn nhw hefyd. Er enghraifft, roedd fy ngorbryder ynghylch fy swydd yn deillio o awydd i fod y newyddiadurwr gorau posib – rhywbeth sy'n sbardun cadarnhaol iawn, nawr fy mod i'n deall ei hyd a'i led. A daeth fy iselder ehangach, fel gyda chi dybiwn i, o feddwl a theimlo cymaint – gormod, efallai. Ond siawns nad yw hynny'n

ein gwneud ni'n unigolion hynod sensitif a meddylgar? A phwy na fyddai'n dymuno bod felly yn hytrach nag yn ddyn ansensitif a difeddwl? Yn wir, wrth imi ddysgu derbyn fy ngwendid a pheidio â bod â chywilydd ohono, dyna'n union pryd y dechreuais i wella.

2. Dydy iselder ddim yn ddrwg i gyd. Efallai fod hynny'n swnio fel rhyw freuddwyd gwrach i chi ond y gwir amdani yw, pe gallwn fynd yn ôl ac ail-fyw fy ugeiniau heb fy mhroblemau iechyd meddwl, fyddwn i ddim yn gwneud hynny. Gyda fy llaw ar fy nghalon, allwn i ddim dymuno iddyn nhw ddiflannu, gan wybod sut maen nhw wedi bod o fudd i mi yn y pen draw – yn bennaf trwy fy helpu i ddod yn fwy agored a gonest gyda ffrindiau, gyda fy nheulu a gyda'r byd. Yn gynharach eleni, fe ysgrifennais i erthygl ar gyfer y papur newydd dwi'n gweithio iddo yn trafod iechyd meddwl LHDT (*LGBT*) o ran fy mhroblemau i fy hun; a dyma fi'n cnoi cil ar y pwnc unwaith eto. Ac mae'r rhain yn brofiadau na fyddwn i byth yn dymuno i neb eu cymryd oddi arna i; mae rhannu'n gwendidau yn ein gwneud yn ddynol ac yn wefreiddiol felly.

3. Peidiwch ag ofni turio'n ddwfn. Mae iselder yn anghydbwysedd cemegol nad yw'n bosib ei egluro'n dwt a thaclus. Ond mae ffactorau penodol yn eich bywyd chi sy'n cyfrannu ato, wrth gwrs, a gall neilltuo'r amser i bwyso a mesur y pethau hynny o ddifrif – yn hytrach na mynd yn sownd yn y cylch dieflig hwnnw o fod yn isel ynglŷn â bod yn isel – fod yn fuddiol iawn. Yn fy achos i, fe wnes i sylweddoli bod llawer o'r teimladau o annigonolrwydd a oedd yn bwydo fy

iselder yn ymwneud â fy methiant i ddod i delerau â bod yn hoyw, er fy mod i 'allan' i bob pwrpas drwy gydol fy ugeiniau. Yr eironi yw bod cyfaddef fy mod i'n anghyfforddus ynglŷn â fy rhywioldeb wedi 'ngwneud i'n fwy cyfforddus ag e, ac roedd yn gam enfawr yn fy adferiad.

4. Does dim y fath beth â 'bod yn well gant y cant'. Dydych chi byth yn dod dros iselder – ac mae'n iachach cyfaddef hynny i chi'ch hun, dwi'n credu, yn hytrach na cheisio cau'r drws a dweud, 'Hwrê! Dyna ni, dwi wedi cael fy iacháu.' Dwi'n simsanu nawr ac yn y man, ond oherwydd fy mod i'n gwybod bod pyliau felly'n gallu digwydd i mi, dydyn nhw ddim yn sioc pan fyddan nhw'n digwydd, a dwi'n gwybod bod angen i mi ofalu amdana i fy hun i ymdopi â nhw.

5. Cofiwch: 'Rydyn ni i gyd yn lloerig yma.' Mae'r dyfyniad enwog hwnnw o *Alice in Wonderland* yn un dwi'n ei gario gyda mi, yn llythrennol – roedd yn arfer bod ar ddrws ffrynt tŷ roeddwn i'n byw ynddo gyda sawl un arall pan oeddwn i yn fy ugeiniau, ac mae ar ffurf tatŵ ar fy nghefn erbyn hyn. Mae'n fy atgoffa nad oes y fath beth â 'normal' ond hefyd o faint o bobl dwi'n eu hadnabod sydd wedi wynebu problemau iechyd meddwl hefyd, a'r harddwch a ddaw yn sgil rhannu hynny, er gwaetha'r holl dristwch.

Yn olaf, hoffwn ddymuno'r gorau i chi.

Mae pethau yn gwella, yn bendant.

Llawer o gariad,

Hugh

ODDI WRTH MEGAN

Annwyl Chi,

Ceisio ymdopi ag iselder yw un o'r pethau tebycaf i fod yn sownd mewn amser y gall bod dynol ei ddioddef.

Dwi'n rhannu'r meddyliau hyn o brofiad. Mae wedi bod yn siwrne roeddwn i'n ei chadw i mi fy hun ar un adeg; un na wnes i feddwl erioed y byddwn yn dechrau ei deall hyd yn oed, heb sôn am gael y rhai sy'n agos ata i i'w deall. Roedd y diwrnod y gwnes i gau fy llygaid i'r golau a deffro yn y tywyllwch yn ddiwrnod roeddwn i'n argyhoeddedig fy mod i wedi fy ngholli fy hun yn llwyr.

Sut ydych chi'n dechrau gwneud synnwyr ohono, hyd yn oed pan fydd eich bywyd yn stopio'n sydyn ac rydych chi'n sownd mewn diddymdra di-ben-draw; yn gwylio pawb o'ch cwmpas yn parhau â'u bywydau, yn rhedeg tuag at y dyfodol a chithau'n cael eich gadael ar ôl? Y diffyg teimlad hwnnw na allwch chi ei amgyffred rywsut, sy'n graddol ddisodli'r ocsigen roeddech chi'n ei anadlu, yn gwenwyno llif y gwaed po fwyaf y byddwch chi'n ymladd am aer. Y tristwch na allwch chi ei symud, yn llechu o amgylch pob cornel ac yn adleisio ei gri drwy bob symudiad poenus y mae eich corff yn ceisio'i wneud. Y murmur dieflig hwnnw o egni gorbryderus sy'n taro dro ar ôl tro pan fydd eich cefn wedi'i droi, yn ddigon grymus i atal eich calon ar ganol curiad ac yn ddigon creulon i'ch gadael yno nes i chi gredu'n llwyr mai dyma fydd ei churiad olaf un.

Mae'r chwilio anobeithiol hwnnw am y llewyrch a oedd ynoch chi unwaith yn dod yn ffordd unffordd sy'n eich arwain chi'n ôl bob amser i'r fan lle y dechreuoch chi. Ar ôl ymdrechu'n egnïol fwy nag unwaith i redeg ar hyd yr un llwybr drosodd a throsodd, yn y pen draw rydych chi'n blino mwy a mwy gyda phob cam; nes bod eich corff a'ch meddwl yn dechrau rhedeg ar enaid gwag; modur hysb sy'n rhydu ac yn cracio o dan y gwres. I mi roedd iselder yn eiliad ddiddiwedd mewn amser, un roeddwn i'n meddwl na fyddwn i byth yn dianc ohoni.

Rhoddodd un o fy therapyddion cyntaf – un o lawer a ddaeth wedyn – ychydig o gyngor gwerthfawr i mi am adferiad bryd hynny sydd wedi aros gyda mi hyd heddiw. Dywedodd wrtha'i, 'Mae gwahaniaeth amlwg rhwng credu na allwch chi a gwybod na allwch chi.'

Pan glywais i'r geiriau hynny, newidiodd fy safbwynt ddigon o'r diwedd i fy atal fy hun rhag rhedeg ar hyd yr un llwybr hwnnw. Y rheswm i mi ddod i stop yn y cylch diddiwedd hwn o anobaith a gweld dim byd ond tranc ofnadwy oedd oherwydd fy mod i wedi gwneud i mi fy hun gredu nad oedd gen i'r dewis o wella. Ond mewn gwirionedd? Roedd y cyfle i wella yno. Ni allai fy llygaid symud y niwl, sef fy safbwynt damniol i fy hun.

Ac yn sydyn, daeth y posibilrwydd o iachâd yn real. Roedd mor syml â dianc o 'mhen i a chofio ble'r oeddwn i – ac yn bwysicach fyth pwy oeddwn i – ar yr union eiliad honno.

Felly, gyfaill annwyl, cofiwch hyn. Y tro nesaf y byddwch chi'n teimlo eich bod chi'n sownd mewn amser, y gwirionedd yw: dydych chi ddim. Dim ond teimlo eich bod chi'n sownd yno ydych chi. Atgoffwch eich hun fod y cloc yn dal i dician y tu allan i'ch safbwynt chi. Ac mae'n eich arwain chi at ddarganfod y cyfleoedd mwyaf syfrdanol a hardd roeddech chi'n meddwl mai dim ond breuddwydio amdanyn nhw y gallech chi ei wneud cyn hyn.

Daliwch ati i gredu bod gobaith, chi sydd i ddechrau'r adferiad.

Cariad,

Megan

ODDI WRTH RACHEL

Annwyl Chi,

Gobeithio i chi gael rhywfaint o gwsg. Os na wnaethoch chi, gobeithio eich bod chi'n gorffwys ac yn gallu canolbwyntio digon i ddarllen yr ychydig linellau hyn. Os nad ydych chi'n teimlo y gallwch chi wneud hyn ar y funud, dewch yn ôl atyn nhw'n nes ymlaen. Bydd y llythyr yn dal i fod yma, yn aros amdanoch chi. Bydda i'n amyneddgar gyda chi, ond rhaid i chi fod yn amyneddgar gyda chi'ch hun hefyd. Prin dair blynedd yn ôl, roeddwn i mewn lle tebyg iawn i chi.

Weithiau, mae tair blynedd yn gwibio heibio. Dro arall, mae fy iselder yn teimlo fel petai mewn bywyd arall. Yn aml, mae'n teimlo fel petai gerllaw, ac efallai y bydda i'n baglu'n ôl i mewn iddo, fel lôn gefn gyfarwydd roeddwn i wedi anghofio sut i ddod o hyd iddi rywsut, ond bod cof fy nghyhyrau wedi dod â mi'n ôl ati.

Wna i ddim dweud i mi fod yn yr un lle'n union â chi, oherwydd mae'ch poen chi'n wahanol.

Mae poen pawb yn wahanol, ac mae'n bwysig cofio hynny.

Ond mae'n bwysig cofio hefyd y gallwn ni wrando ar ein gilydd o leiaf a bod yn dyst i boen ein gilydd. Mae'r ffaith fod rhywun arall yn gwybod, hyd yn oed os nad yw'n gallu deall yn llwyr, yn fan cychwyn. 'Dwi'n credu fy mod i'n dioddef o iselder.' Dair blynedd yn ôl, fe wnes i fy ngorfodi fy hun i ddweud y geiriau. Roedd ofn arna i.

'Hoffech chi i mi roi rhywbeth i chi ar bresgripsiwn?' oedd yr ymateb ar unwaith, cyn y gallwn i gymryd fy ngwynt hyd yn oed. Roedd y meddyg yn ddidaro, fel pe na bai'n sylweddoli bod y geiriau roeddwn i newydd eu hyngan yn teimlo fel petaen nhw wedi cael eu rhwygo ohono i.

Fe oedais i, gan geisio dod ata i fy hun.

'Dwi'n credu y byddai'n well gen i roi cynnig ar rywbeth arall yn gyntaf.'

'Oes gennych chi anawsterau ariannol?'

Dwi wedi drysu braidd erbyn hyn. Na, does gen i ddim anawsterau ariannol. Dwi'n cael Anhawster, gydag A fawr. Rywsut dwi mewn man lle nad ydw i'n teimlo fy mod i'n cyfrannu go iawn at fy mywyd i fy hun.

Es i weld cwnselydd, am flwyddyn, wedyn fe gymerais i dipyn o seibiant cyn mynd yn ôl i gael rhagor o gwnsela. Efallai mai dyna un o'r pethau dewraf dwi wedi'u gwneud. Fe gyfaddefais nad oeddwn i wedi gwella'n llwyr a chwiliais am yr egni i ddal ati gyda'r gwaith caled o ddod i fy adnabod i fy hun.

Mae iselder yn frwydr sy'n werth ei gorffen.

Un diwrnod, fydd gwneud pethau i chi'ch hun ddim yn teimlo mor ddibwrpas a chywilyddus.

Un diwrnod, fydd dim rhaid i chi weithio mor galed i atgoffa'ch hun eich bod chi'n haeddu cysuron, rhai bach a mawr.

Rydych chi'n haeddu bodoli. Rydych chi'n haeddu cael lle penodol i chi'ch hun. Rydych chi'n haeddu amser, cariad ac amynedd. Y cyfan sy'n rhaid ei wneud yw rhoi'r pethau hynny i chi'ch hun a bydd y gweddill yn dilyn.

Mae llawer ohonom yn ymladd yn galed i reoli iselder. Un o'r celwyddau mwyaf mae iselder yn ei ddweud wrthych chi yw eich bod chi ar eich pen eich hun. Dydych chi ddim.

Byddwch yn iach,

Rachel

Daliwch ati, da chi.
Bydd pethau'n gwella.

ODDI WRTH JAKE

Annwyl Chi,

Jake McManus ydw i, dwi'n 43 mlwydd oed, yn briod ac yn drydanwr llawn-amser.

Dwi'n dioddef o wahanol fathau o salwch meddwl; mae hyn yn amrywio o fod yn fanig ac yn teimlo y galla i goncro'r byd, i dreulio diwrnodau'n cuddio o dan gwrlid y gwely yn ofni'r byd y tu allan neu'r meddyliau am fy lladd fy hun sy'n mynd i mewn i fy ymennydd ac yn gwrthod gadael. Fe alla i...

A'r gwir amdani yw fy mod i'n mynd i STOPIO yn y fan honno!!!

Dwi ddim eisiau swnio fel dioddefwr gorgymhleth, dwi ddim eisiau clywed fy mod i'n angel hardd sy'n gallu tyfu adenydd a hedfan. Dwi ddim mewn brwydr, dwi ddim yn 'rhywun sy'n gwella' a heb os, dydw i ddim yn fy niffinio fy hun fel person ar sail un o'r 200 diagnosis gwahanol o salwch meddwl.

Dwi ddim yn honni bod gen i ryw iachâd gwyrthiol i'w gynnig... alla i ddim addo i chi y bydd popeth yn iawn... ddim heddiw, yr wythnos nesaf, na'r flwyddyn nesaf hyd yn oed. Ond fe alla i ddweud wrthych chi na fydd unrhyw beth yn para am byth yn fy mhrofiad i. Ymhen amser gall bywyd newid a gallwn ni helpu ein hunain trwy dderbyn 'pwy' ac nid 'beth' rydyn ni'n credu ydyn ni.

Pan oeddwn i'n chwech oed bu farw fy mam yn annisgwyl. Tua'r un pryd, bu farw fy ffrind gorau yn yr ysgol hefyd. Roeddwn i ar goll, wedi drysu ac mewn cylch cythreulig am flynyddoedd lawer i ddod. Erbyn i mi droi'n 14 oed roedd gen i gofnod troseddol ac roeddwn i wedi drysu fwyfwy ac allan o bob rheolaeth. Erbyn i mi droi'n 19 oed roedd bywyd yn golygu llai i mi na marwolaeth ac mae gen i graith ar fy arddwrn chwith i fy atgoffa o hyn. Dwi newydd godi fy llawes ac wedi teimlo'r graith ond fe wnaeth y boen arbennig honno fy ngadael i amser maith yn ôl. Does gen i ddim cywilydd ohoni, dwi ddim yn ei chuddio hi ond ar yr un pryd, dwi ddim yn tynnu sylw ati. Mae gan lawer ohonom greithiau meddyliol neu gorfforol ac ar yr olwg gyntaf gall ymddangos mai ni ein hunain sydd wedi'u hachosi nhw. Ond os edrychwn ni'n ddyfnach, mae rheswm y tu ôl i'n problemau ni fel arfer.

Allwn ni ddim bob amser reoli beth sy'n digwydd yn ein byd ni ond fe allwn ni geisio rheoli sut rydyn ni'n symud ymlaen wedi hynny.

Ychydig flynyddoedd yn ôl lladdodd ffrind agos iawn i mi ei hun ac roedd fel petai fy mywyd wedi newid am byth. Yn fy meddwl i doedd dim ffordd yn ôl i mi o hyn... Dair blynedd yn ddiweddarach roeddwn i'n dioddef o ddiffyg cwsg parhaus, seicosis a gorbryder a chefais gryn dipyn o feddyginiaeth. Doeddwn i ddim yn gallu gweld unrhyw ddihangfa ac yn sgil hynny fe benderfynais i roi 365 diwrnod i mi fy hun i fyw. Ysgrifennais lythyr o fwriad ata i fy hun ac roeddwn i'n llwyr fwriadu cadw fy addewid pan fyddai'r diwrnod olaf yn gwawrio.

Rywle ar hyd y daith (ac alla i ddim cofio ble) fe rois i'r gorau i boeni a oedd gen i anhwylder deubegwn, a oeddwn i'n cael rhithdybiau neu a oedd gen i unrhyw label arall roeddwn i wedi bod yn darllen amdano ar Google ers blynyddoedd. Roeddwn i'n sylweddoli bod gen i rai problemau 'na ellid eu trwsio' a oedd y tu hwnt i fy rheolaeth i ac felly rhois i'r gorau i geisio eu trwsio nhw. Doeddwn i ddim yn sylweddoli ar y pryd ond roedd pwysau wedi'u codi oddi ar fy ysgwyddau i. Fe ddechreuais i fynd am dro yn y coed a byddwn i'n deffro'n gynnar yn y bore i wylio'r wawr pan nad oedd neb arall o gwmpas.

Ymhen amser, cefais freuddwyd amhosib am ddringo mynydd, dwi ddim yn gwybod pam a doeddwn i ddim yn gwybod sut oedd gwneud. Roedd y syniad o ryngweithio a dod o hyd i rywun i fy nysgu i'n fy mhoeni i'n fwy o lawer na'r ofn o gwympo, ond ofn go iawn oedd hwn, nid hunllef yn fy ymennydd.

Gyda dim ond llond llaw o fy 365 diwrnod yn weddill, dyna lle'r oeddwn i, ar ben mynydd, yn gwneud yr amhosib yn bosib. Yn fy ngorfoledd a fy anghrediniaeth, cyfaddefais fy hanes o salwch meddwl wrth Tom, fy nhywysydd ar y mynydd, a ymatebodd heb droi blewyn. Doedd y ffaith bod gen i 'broblemau' ddim yn bwysig iddo fe; yr hyn a oedd yn bwysig oedd fy mod i eisiau dringo mynydd ac roeddwn i wedi llwyddo rywsut. Y diwrnod hwnnw fe sylweddolais i nad oes gan ein 'problemau' ddim mwy o bwysigrwydd weithiau na'r hyn rydyn ni'n caniatáu iddyn nhw ei gael.

Dydy hi ddim yn drosedd dweud, 'Hei, mae bywyd yn anodd i mi ac mae angen help arna i.' Efallai y byddwch chi'n rhyfeddu faint o bobl sy'n synnu dim at hynny ac sy'n barod i helpu.

Ar ôl dringo fy mynydd fe benderfynais i fod yn fwy agored,

a siarad â ffrindiau a theulu. Ysgrifennais neges ar Facebook a drodd yn dudalen, a drodd yn wefan am ddringo ac iselder, ac yn y pen draw fe wnes i ffilm fer i'r BBC, hyd yn oed.

Dydy 'mywyd i ddim yn berffaith... dwi heb gael fy nhrwsio... yr wythnos diwethaf fe feddyliais i am fy lladd fy hun oherwydd bod fy ngwallt wedi cael ei dorri'n wael; am dri o'r gloch y bore 'ma fe ges i bwl o banig ac roeddwn i eisiau ffonio ambiwlans... dwi'n derbyn bod hyn yn rhan o 'mywyd i ond yr hyn sy'n hollbwysig yw nad dyna pwy ydw i fel person. Jake ydw i a...

... dwi yma o hyd.

Cymerwch ofal,

Jake

ODDI WRTH ODHRÁN

Annwyl Chi,

Oherwydd eich bod chi'n isel does dim angen i mi roi siwgr ar y bilsen. Rydych chi a minnau'n gwybod bod iselder yn erchyll ac mae fy nghalon yn gwaedu drosoch chi.

Dwi'n ysgrifennu atoch chi oherwydd hoffwn i estyn llaw a rhoi cwtsh i chi ar lafar. Mae'n ddrwg gen i fod bywyd mor anodd i chi ar hyn o bryd. Dwi am i chi wybod, p'un a ydych chi'n teimlo hynny ai peidio, bod pobl yn poeni amdanoch chi a byddan nhw'n eich helpu chi i ddod o hyd i'ch ffordd trwy'r lle tywyll ac anodd hwn rydych chi ynddo. Dwi'n gwybod pa mor anodd y gall bywyd fod. Dwi'n gwybod hefyd fod gennym ni fel bodau dynol gryfder a gwytnwch mewnol anhygoel, ac nad ydyn ni'n sylweddoli hynny ac eithrio pan fydd hi dywyllaf arnon ni.

Pan oeddwn i'n isel roeddwn i'n teimlo fy mod i'n cael fy arteithio ac yn credu bod bywyd fel roeddwn i'n ei adnabod cyn yr iselder drosodd am byth. Cefais fy llethu gan ludded cyson a symptomau corfforol eraill fel cur pen, poen yn y frest, cynnwrf meddyliol a methu cysgu. Collais ddiddordeb llwyr ym mhopeth ac roedd hi'n amhosib gwneud y pethau symlaf. Cefais fy mlino gan feddyliau hunanfeirniadol, anallu i ganolbwyntio, pesimistiaeth ac anobaith. Roeddwn i'n hollol grediniol fod popeth wedi mynd o'i le yn fy mywyd a'i bod yn amhosib troi'r sefyllfa ar ei phen. Cefais lawer o ddiwrnodau llwm a du pan oedd pob gobaith fel petai wedi diflannu. Ac fel pe na bai'r sefyllfa'n ddigon anodd i mi, roeddwn i'n fy meio fy hun am y cyfan ac yn llawn euogrwydd a chywilydd.

Doeddwn i ddim yn adnabod fy mywyd o ddydd i ddydd. Byddwn i'n crio am oriau di-ben-draw weithiau ac yn dylyfu gên yn barhaus. Byddai deffro'n gynnar yn y bore gan wybod bod diwrnod cyfan o'm blaen yn fy llethu'n aml. Roeddwn i'n poeni sut fyddwn i'n cyrraedd diwedd y dydd, sut fyddwn i'n llenwi'r amser a sut fyddwn i'n ymdopi â'r cyfan. Bob dydd roeddwn i'n wynebu gorbryder, mwy ohono rai dyddiau na'i gilydd, yn amrywio o densiwn a phryder cyffredinol i arswyd a phanig llwyr. Roedd siarad â phobl bron yn annioddefol. Roedd gwneud y penderfyniadau symlaf yn gryn her. Roeddwn i'n meddwl am farwolaeth yn gyson ac roedd pethau pob dydd fel bwyta a bod yn drwsiadus yn ymddangos yn ofer yn wyneb fy arswyd dirfodol. Ambell ddiwrnod roeddwn i'n teimlo fy mod wedi fy natgysylltu'n llwyr oddi wrtha i fy hun ac eraill, dro arall roeddwn i'n teimlo'n farw y tu mewn.

Roedd y gallu i ddweud wrtha i fy hun, 'Mi wyddost nad yw hynny'n wir' wedi diflannu'n llwyr. Roeddwn i'n meddwl na fyddwn i byth yn gweithio eto, felly yn fy meddwl roeddwn i'n byw senarios o ddychmygu bywyd heb waith, heb yr un geiniog, yn ddigartref. Roedd y mathau hyn o feddyliau negyddol yn bwydo delwedd o ddyfodol diflas, diystyr, na allwn i ei fyw. Roeddwn i'n credu go iawn bod fy ngyrfa i drosodd a bod pawb wedi cael llond bol ohono i oherwydd 'mod i'n eu siomi. Ar ben hyn, roeddwn i'n credu mai sut roeddwn i'n teimlo oedd y fi go iawn a 'mod i wedi bod yn fy nhwyllo fy hun ers amser maith ac mai dyma oedd bywyd mewn gwirionedd.

Doeddwn i ddim yn gallu gweld sut allwn i deimlo'n well byth eto ond roeddwn i eisiau teimlo'n well ac mae hynny'n rhan o'r hyn a oedd yn help i mi ddal ati. Fy mantra oedd 'dim ond am eiliad' wrth i mi geisio dal ati o funud i funud, o awr i awr, o ddydd i ddydd. Roedd y gwacter, y llymder a'r ofn bron yn annioddefol ond fe ddes i drwyddi.

Cymerodd gryn amser a gorffwys a meddyginiaeth i mi gyrraedd y cam yn fy adferiad lle'r oeddwn i'n gallu gweld y darlun ehangach o'r hyn a oedd wedi digwydd a'i dderbyn, ond am amser maith roeddwn i wedi fy syfrdanu o weld fy mod yng nghanol pwl mawr o iselder ac yn meddwl o hyd ac o hyd, sut, pam, sut, pam fi, sut? Rownd a rownd. Roeddwn i'n teimlo bod fy mywyd yn chwalu'n deilchion mewn ffordd amhosib ei thrwsio. Roedd yn frawychus tu hwnt.

Heddiw, dwi mewn lle gwell o lawer bellach ac yn blogio am adferiad erbyn hyn. Mae fy mhrofiad o wella o iselder yn cyferbynnu'n uniongyrchol â phesimistiaeth a llymder iselder. Nawr dwi'n gallu bwrw ymlaen â 'mywyd a dwi'n teimlo'n fodlon fy myd ac yn dawel fy meddwl gan amlaf. Dwi'n teimlo fy mod i'n gallu byw a bod fy egni, fy mrwdfrydedd a fy niddordeb wedi dychwelyd. Dwi'n ôl yn y gwaith ac wedi ailddechrau gwneud y pethau dwi'n eu mwynhau. Dwi'n gallu gweld yn glir nawr pa mor sâl oeddwn i ac effaith hyn ar bob rhan ohono i ac ar fy mywyd i gyd. Ond y gwir amdani yw bod fy mhrofiad o wella wedi bod yn un rhyfeddol sy'n cadarnhau bywyd.

Fy mantra ar gyfer fy adferiad oedd 'mae lles yn weithgaredd dyddiol' a dyna sut dwi'n ceisio byw fy mywyd nawr (ac yn dal i ddysgu, rhaid dweud!). Pa mor llwm neu boenus bynnag yw eich brwydr ag iselder, fe allwch chi wella.

Gallwch gael adferiad.

Gallwch ddychwelyd i fyw bywyd sy'n teimlo'n werth chweil, yn bleserus ac yn rhoi boddhad.

Gallwch brofi teimladau o dawelwch, diddordeb a llonyddwch eto.

Gallwch deimlo'n gysylltiedig ac yn agos at eraill a mwynhau cymdeithasu eto.

Gallwch fod yn hapus â chi'ch hun ac â'ch bywyd.

Gallwch gael adferiad.

Roedd fy atgoffa fy hun yn barhaus mai 'iselder yw hyn' yn fy helpu, gan fy mod i mor aml wedi llithro i gredu mai'r fi digalon oedd y fi go iawn. Eich cyflwr presennol yw chi pan fyddwch chi'n isel, a phan ddewch chi'n feistr ar yr iselder (gyda chymorth a chefnogaeth eraill – dydyn ni ddim yn archarwyr!) byddwch chi'n dechrau gweld hyn yn gliriach ac yn teimlo yn chi'ch hun eto.

Fe ddewch chi drwy hyn. Mae gan bawb sy'n dioddef o iselder lwybr unigol at adferiad sy'n gweithio iddyn nhw. Dylech ymddiried ynoch chi'ch hun. Fe allwch chi ddod o hyd i'ch llwybr CHI trwy iselder a chyrraedd lle haws, mwy cyfforddus a hapusach ynoch chi'ch hun.

Mae'r hyn sydd ei angen gennych chi ac rydych chi'n ddigon da.

Rydych chi'n ei haeddu ar ôl y cyfan rydych chi wedi'i wynebu.

Gofal piau hi!

Odhrán Allen

ODDI WRTH EMERALD

Annwyl Chi,

Rydych chi wedi'i glywed ganwaith a mwy o'r blaen, a dwi'n mynd i'w ddweud eto: dydy salwch meddwl ddim yn gwahaniaethu. Does dim ots ganddo pa mor glyfar ydych chi, pa mor hen ydych chi, beth oedd lefel eich incwm ar un adeg, na pa radd sydd gennych.

Ond mae'r pethau hynny'n bwysig i ni. Mae gan bawb ohonon ni ddisgwyliadau ar ein cyfer ni ein hunain.

Wrth dyfu i fyny, roeddwn i'n llwyddo i gyrraedd y nodau roeddwn i'n eu gosod i mi fy hun fel arfer. Roeddwn i'n fyfyriwr digon parchus, yn athletwr eithaf da, ac roedd gen i beth wmbredd o frwdfrydedd. Roedd sêl bendith eraill fel cyffur i mi, felly roeddwn i'n ceisio creu argraff ar fy hyfforddwyr a fy mentoriaid bob amser. Fel oedolyn daeth gwneud argraff ar fy mhenaethiaid yn y gwaith yn obsesiwn.

Wrth i fy iselder newid dros y blynyddoedd, am flynyddoedd lawer roedd ar ffurf hunangymhelliant a oedd yn cael ei fwydo gan gred fod angen i mi fod yn berffaith, neu'r gorau o leiaf, er mwyn bod yn deilwng o gwbl.

Trwy gydol fy ugeiniau roeddwn i mor awyddus i brofi fy ngwerth nes i mi ddewis gweithio chwe deg ac wyth deg awr yr wythnos pan oedd fy rheolwr yn disgwyl deugain. Dywedodd cyd-weithiwr unwaith, 'Pe na bai Emerald wedi bod yn gweithio i sefydliadau dielw gydol ei bywyd, byddai'n filiwnydd erbyn hyn'. Fe wnaeth y sylw hwnnw argraff ddofn arna i ac ar ôl i mi symud i'r sector preifat rhoddais flwyddyn neu ddwy i mi fy hun i gyrraedd y pwynt hwnnw. Heb hualau sefydliad dielw yn fy nal i'n ôl mwyach... roedd y siec honno am filiwn o ddoleri'n anochel.

Ond... ddaeth hi byth. Daeth pyliau amrywiol o iselder i oedi gyda mi dros y blynyddoedd. A minnau eisoes wedi fy sugno i drobwll o hunangasineb a theimladau annigonol, yn aml roedd fy methiannau ariannol yn fy sbarduno i: byddai methu taliad benthyciad myfyriwr yn fy ngwthio i ddyfnderoedd anobaith, hyd yn oed i feddwl am hunanladdiad. Llog annisgwyl ar gerdyn credyd neu siec yn bownsio... obsesiwn â hunanladdiad. Cerdyn credyd yn cael ei wrthod mewn siop groser... yn syth i'r car. Dagrau. Ymdrech fawr i beidio â gyrru oddi ar y ffordd.

Doeddwn i ddim wedi cyrraedd y safon ofynnol. Roeddwn i fod yn filiwnydd, ond roeddwn i'n ferch ddisglair a galluog gyda gradd baglor, profiad gwaith anhygoel, a $0.70 yn y banc.

Roeddwn i'n methu gweld bod gan bobl â salwch meddwl gymaint o bethau wedi'u pentyrru yn eu herbyn nes bod dal eich pen uwchben y dŵr yn ariannol, a gwneud dim mwy na hynny, yn golygu eich bod chi mor llwyddiannus â miliwnydd. Yn aml mae pobl â salwch meddwl yn colli mwy nag un peth sy'n eu cynnal ar yr un pryd. Pan oeddwn i mor sâl nes bod angen triniaeth fel claf yn yr ysbyty arna i, bu'n rhaid imi roi'r gorau i fy swydd, symud o Bali i America a dod o hyd i'r arian i dalu am driniaeth. Roeddwn i'n ddi-waith, bron yn ddigartref (yn ffodus roeddwn i'n gallu aros gyda fy nheulu), ac mewn dyled feddygol fawr.

Pan fyddwch chi am gael eich bywyd yn ôl ar y trywydd iawn ar ôl chwalfa feddyliol fawr, prin iawn yw'r pethau sy'n eich cynnal chi. Er bod cymdeithas yn deall yn gyffredinol bod cael swydd briodol, sy'n gymesur â lefel eich sgiliau a'ch diddordebau, yn hanfodol i les tymor hir, ychydig iawn o adnoddau sydd ar gael o hyd i helpu gyda hynny. I fod yn sefydlog yn ariannol mae angen i chi allu dod o hyd i swydd sy'n gyson â lefel eich sgiliau, gwneud cais, cyfweld yn dda, mynd i'r gwaith a pherfformio'n gyson. Mae cael swydd dda'n ddigon anodd i rywun iach, ac fel y gwyddoch chi'n iawn, pan fyddwn ni yn y ffosydd gyda'n salwch meddwl, mae hyd yn oed y pethau symlaf mewn bywyd yn anodd.

Heddiw dwi'n teimlo balchder mawr bob tro dwi'n talu fy miliau misol, yn hytrach na theimlo fy mod i'n fethiant mawr oherwydd nad ydw i ar restr y '35 Menyw Gyfoethocaf Dan 35 oed'. Mae fy safon ofynnol wedi symud i le iachach o lawer.

Os ydych chi'n cael anhawster cyrraedd eich nod yn eich bywyd a'ch bod chi'n teimlo bod eich iechyd meddwl yn ffactor o bwys yn hyn o beth, mae angen i chi wybod nad ydych chi ar eich pen eich hun. Allwn ni ddim cyrraedd ein nod os nad ydyn ni'n iach yn gyntaf. Rhowch flaenoriaeth i'ch iechyd a'ch lles. Dwi wedi darganfod nad yw lles tymor hir yn digwydd dros nos; daw o ganlyniad i ofalu amdana i fy hun yn gyson a rhoi blaenoriaeth i fy iechyd meddwl cyn popeth arall.

Os ewch ati un dydd ar y tro a sicrhau mai'ch iechyd meddwl yw'r brif flaenoriaeth, rhyw ddiwrnod byddwch chi'n llwyddo i gyrraedd eich safon ofynnol chi… ond am heddiw, byddwch yn amyneddgar gyda chi'ch hun. Rydyn ni i gyd wedi bod yno.

Dymuniadau gorau,
Emerald

ODDI WRTH LIZA

Annwyl Chi,

Ar hyn o bryd, mae'ch calon chi'n teimlo fel pe bai wedi'i thorri. Mae'n debyg eich bod chi'n casáu'ch hun ac yn difaru eich bod wedi'ch geni.

Allwch chi ddim deall pam rydych chi mor isel a pham y mae hyn wedi digwydd i chi. Beth rydych chi wedi'i wneud i haeddu hyn? Fel yna mae hi, ontefe?

Credwch chi fi. Dim byd. Fel 'na mae hi. Does neb yn dewis bod yn isel. Dydych chi ddim wedi gwneud dim byd o'i le, felly trïwch roi'r gorau i feio'ch hun. Dwi'n deall y casineb a'r teimlad diymadferth. Yr anobaith llwyr. Mae'r cyfan yn rhan o'r salwch afiach hwn. Mae'n cuddio y tu ôl i lenni ac yn eich dilyn ble bynnag yr ewch chi. A phan fyddwch chi'n teimlo ychydig yn well mae'n ymosod arnoch chi eto. Mae'n aros am ddyddiau, wythnosau a misoedd hyd yn oed.

Allwch chi ddim credu y gallech chi byth wella. Ond fe fyddwch chi ymhen amser.

Bydd eich meddyg yn awgrymu meddyginiaethau. Cymerwch nhw. Efallai na fyddan nhw'n gweithio ar unwaith. Efallai y byddwch chi'n teimlo eto, beth yw pwrpas hyn? Ond mae'r pethau hyn yn cymryd amser. Bydd angen i chi ddal ati a rhoi cynnig ar rai gwahanol. Daliwch ati i symud ymlaen oherwydd byddan nhw'n gweithio, maen nhw'n gweithio. Ymdrechu i sicrhau'ch lles yw'r peth gorau a mwyaf pwerus allwch chi ei wneud i chi'ch hun ar hyn o bryd.

Yn eich meddwl chi all bywyd byth fod yr un fath eto. Efallai y byddwch chi'n teimlo cywilydd, ac yn waeth na hynny, efallai y byddwch chi'n teimlo na fyddwch chi byth yn gallu gwella a bod yn chi'ch hun eto.

Meddyginiaeth yw'r allwedd i bopeth. Byddwch chi'n sylwi ar newid yn raddol. Ewch ati i wynebu'r her yn gadarn a pheidiwch â simsanu, da chi. Cymerwch y camau angenrheidiol i ffynnu. Ewch am dro bach, gwnewch baned ac eisteddwch yn yr awyr agored a mwynhau'r haul, neu ewch i gwrdd â ffrind. Beth bynnag wnewch chi, rhowch un droed o flaen y llall, fesul tipyn, o ddydd i ddydd.

Dwi ddim eisiau i chi fod yn ofnus, mae'n gallu teimlo fel petai'n eich llorio chi'n llwyr. Ond y newyddion gorau a mwyaf cyffrous yw hyn: mae pethau'n gwella. Bydd yr iselder yn codi a byddwch yn ôl yn eich holl brydferthwch.

Rydych chi fwy na thebyg yn chwerthin ac yn dweud wrtha i 'mod i'n ffŵl. Dwi'n deall. Go iawn. Dwi yma i ddweud wrthych chi am beidio â phoeni. Byddwch chi'n edrych yn ôl ar y bennod hon ac yn canmol eich hun am ddod drwyddi. Rydych chi'n anhygoel o gryf ac yn anhygoel o sensitif. Rydych chi'n haeddu caru a chael eich caru.

Iselder. Mae e yno, a dyna ni.

Bydd yn eich taro oddi ar eich echel ond gallwch godi a'i drechu.

Cariad,
Liza M. Brock

ODDI WRTH CHRISSY

Annwyl Chi,

Roeddwn i eisiau i chi wybod, dydych chi ddim ar eich pen eich hun yn y tywyllwch yma rydych chi'n ei deimlo ar hyn o bryd.

Mae wedi meddiannu eich bywyd chi, er gwaetha'ch holl ymdrechion i'w ymladd. Dwi am i chi wybod, mae iselder yn fwystfil enfawr a gall eich llyncu chi. Dwi'n gwybod eich bod chi'n gwneud eich gorau i oroesi bob diwrnod, ond mae ambell ddiwrnod yn anoddach na'i gilydd, pan fyddwch yn methu codi o'r gwely. Mae'n gofyn am bob gronyn o ewyllys sydd gennych chi i godi a gwisgo amdanoch a gadael y tŷ, a chithau'n dyheu am gael cuddio o dan y cwrlid am byth. Byddech yn dewis peidio â gweld na siarad â neb am ddyddiau di-ben-draw pe gallech chi. Allwch chi ddim cysgu o gwbl yn y nos, rydych chi'n troi a throsi, rydych chi'n crio am ddim rheswm. Daw'r bore ac rydych chi eisiau cuddio o dan y cwrlid a chau bywyd allan.

Rydych chi'n crio ynghylch pob math o bethau – nid dim ond deigryn neu ddau, ond yn beichio crio, nes bod eich pen chi'n brifo a does dim un deigryn ar ôl. Rydych chi'n teimlo eich bod chi'n mynd yn wallgof ac na fydd neb yn deall os byddwch chi'n dweud wrthyn nhw sut rydych chi'n teimlo. Dwi am i chi wybod y byddan nhw'n deall, efallai y byddan nhw'n cyfaddef eu bod nhw'n dioddef o iselder, hyd yn oed.

Dydych chi ddim yn gallu deall pam rydych chi'n teimlo'r fath anobaith drwy'r amser, does dim yn eich cymell chi allan o'r tywyllwch yma. Nid yr haul sy'n tywynnu'n llachar y tu allan, nid y blodau tlws, nid y plantos annwyl sy'n rhedeg o gwmpas yn hapus. Dim byd... Mae'n gwrthod diflannu ac rydych chi wedi gwneud eich gorau glas i wneud iddo fynd. Dydych chi ddim yn gallu deall pryd a pham y dechreuodd.

Dwi am i chi wybod bod pawb yn dioddef o iselder ar ryw adeg yn eu bywyd, felly peidiwch â theimlo eich bod chi ar eich pen eich hun ac na fydd neb yn eich deall chi. Dwi am i chi wybod na ddylech chi deimlo unrhyw gywilydd na theimlo'n euog yn ei gylch a, na, nid eich bai chi yw hyn. Dwi am i chi wybod y gall pobl gryf, sydd wedi bod yn gryf cyhyd, ddioddef o iselder, oherwydd eu bod wedi llwyr ymlâdd.

Yn fy marn i, iselder yw'r meddwl a'r corff yn cynllwynio i wneud i chi stopio'n stond, arafu, a phwyso a mesur eich bywyd cyfan o'r newydd. Fe allwch chi ddod allan o'r twnnel tywyll yma sy'n ymddangos yn ddiddiwedd ac fe fyddwch chi. Dwi am i chi wybod bod yna obaith ac y byddwch chi'n trechu'r bwystfil yma. Hoffech chi wybod sut dwi'n gwybod hyn? Oherwydd fy mod i'n oroeswr a dwi wedi goroesi'r rhyfel yma gyda fy meddwl, ac fe enillais i yn y pen draw. Bu bron iddo rwygo fy hanfod, fy sbarc, fy awch i fyw ohono i.

Dwi am i chi wybod y gallwch chi ennill hefyd, fel llawer o'ch blaen a llawer ar eich ôl.

Bydd yn cymryd amser, camau bach – mae hynny'n iawn, ond i chi symud ymlaen a dal ati i symud ymlaen.

Chrissy

ODDI WRTH MAZ-RIE

Annwyl Chi,

Mae iselder yn frwydr ddyddiol yn erbyn y lleisiau hynny yn eich pen sy'n dweud eich bod chi'n ddi-werth ac na fydd neb byth eich eisiau chi nac yn eich caru chi, na fydd neb byth yn deall y frwydr yma. Rydych chi'n teimlo nad oes golau ym mhen draw'r tywyllwch.

Yna byddwch yn dod i weld na allwch chi barhau ar lwybr ymddygiad hunanddinistriol. Rydych chi'n gwybod yn eich calon ei fod yn eich rhwygo'n dddarnau, o'r tu mewn i'r tu allan. Rydych chi'n eich rhoi eich hun yn yr un sefyllfa dro ar ôl tro.

Rydych chi'n aros ar goll yn yr eiliadau gan feddwl, Pam wnes i hynny? Pam wnes i ddinistrio cyfeillgarwch? Pam na wnes i ofyn am gymorth cyn hyn? Pam na allwn i ofyn i ffrindiau ac anwyliaid fy helpu i?

Fe fydd adegau pan fyddwch chi'n teimlo mor isel fel mai'r cyfan y byddwch chi eisiau ei wneud yw rhedeg a chuddio. Byddwch chi am gau pawb a phopeth allan o'ch bywyd. Bydd dyddiau pan na fyddwch chi am godi o'r gwely hyd yn oed.

Fe gewch chi ddyddiau pan na fyddwch chi am wneud dim byd ond crio ond mae hynny'n iawn. Byddwch chi'n dechrau dysgu bod derbyn yr iselder yn golygu y gallwch symud ymlaen. Rydych chi'n dysgu nad yw gofyn am help yn arwydd o wendid ond yn arwydd o gryfder.

Rydych chi'n dechrau sylwi nad chi yw'r unig un sy'n

teimlo fel hyn, bod miloedd lawer yn ei chael hi'n anodd bob dydd. Mae gennym ni gywilydd dweud neu gyfaddef ein bod yn dioddef o iselder gan ein bod ni'n dal i weld iechyd meddwl fel un o'r pynciau hynny na ddylen ni sôn amdanyn nhw. Ond mwya'n byd y byddwn ni'n sôn amdano, mwya'n byd o bobl y gallwn ni eu helpu, gan gynnwys ffrindiau neu anwyliaid sy'n dioddef ohono.

I mi mae gwella yn golygu wynebu un dydd ar y tro. Dysgu sut i ymdopi â straen mewn ffordd wahanol fel ei fod nid yn unig yn helpu fy iselder, ond yn helpu fy mhoen cronig hefyd. Mae gwella yn eich helpu chi i weld bod bywyd yn rhy fyr. Mae angen cariad a chyfeillgarwch arnon ni i'n helpu drwy gyfnodau anodd. Mae'n gwneud i ni gredu y gallwn ni gyflawni unrhyw beth. Rydyn ni'n dechrau gweld golau y tu hwnt i'r cymylau tywyll mae iselder yn eu tynnu droson ni.

Mae bywyd yn rhy fyr i frwydro ar eich pen eich hun; dysgwch sut i wenu, i chwerthin ac i ddawnsio yn y glaw eto.

Wedi'r cyfan, mae angen i ni i gyd deimlo'r cariad gan ffrindiau neu deulu. Nid ein brwydr ni yn unig yw hon, ond brwydr pob un ohonom sy'n ymladd yn erbyn hyn gyda'n gilydd.

Does dim rhaid i ni ymladd â hyn ar ein pennau ein hunain.

Maz-Rie

Mae salwch sy'n ceisio'ch lladd trwy ddiffyg gobaith yn bwerus. Ond gyda'n gilydd ni yw'r gwrthwenwyn i iselder.

Siaradwch.

Cefnogwch.

Gorffwyswch.

MAE BYWYD MEWN LLYTHYRAU

G. Thomas Couser

Er i mi dreulio fy holl yrfa academaidd yn astudio 'ysgrifennu am fywyd', dim ond yn gymharol hwyr yn fy oes y dechreuais ymddiddori mewn llythyrau, wrth i mi ddod i delerau o'r diwedd â dogfennau y des i ar eu traws yng nghwpwrdd dillad fy nhad ar ôl iddo farw. Roeddwn i yn fy ugeiniau hwyr pan fu farw ond roedd amgylchiadau ei farwolaeth – o iselder a oedd yn gwrthsefyll triniaeth a galar yn sgil marwolaeth fy mam o ganser – mor boenus fel nad oeddwn i'n barod i archwilio'r archif hon nes 'mod i yn fy chwedegau cynnar. Bryd hynny, fe wnaeth y dogfennau – llythyrau personol yn bennaf – gyfoethogi fy nealltwriaeth ohono, neu ei thrawsnewid hyd yn oed, yn enwedig fy nealltwriaeth o'i fywyd cyn iddo briodi, pan ysgrifennwyd y rhan fwyaf ohonyn nhw.

Pan ddechreuais i edrych ar lythyrau fy nhad, roeddwn i'n ysgrifennu ei gofiant – wedi'i ysgogi gan fy ngofid i fy hun a oedd heb ei ddatrys – a fy niddordeb pennaf ynddyn nhw oedd fel tystiolaeth fywgraffyddol, yn enwedig o gyfnodau ei fywyd nad oeddwn i'n gwybod dim amdanyn nhw. Yn ogystal, roeddwn i'n gobeithio y bydden nhw efallai'n rhoi syniad i mi o ddyn yr oeddwn i'n teimlo nad oeddwn i wedi'i adnabod erioed mewn gwirionedd ac yn egluro ei ddadfeiliad seicolegol annealladwy o sydyn. Ond yn y pen draw fe ddes i werthfawrogi'r llythyrau am resymau eraill.

Mae llythyrau personol yn tueddu i fynegi emosiwn yn hytrach na chyfleu gwybodaeth neu syniadau. Ond mae ganddyn nhw waith pwysig i'w wneud, eu dibenion a'u hagenda eu hunain. Yn hytrach na 'chyfathrebu' yn unig, gallan nhw greu *cwlwm* rhwng pobl sydd eisoes yn adnabod ei gilydd – ffrindiau, perthnasau, cariadon. Mewn un llythyr, cyfeiriodd un o ffrindiau gwrywaidd agos fy nhad at yr hyn a alwodd yn 'athroniaeth cyfeillgarwch' fy nhad 'a'i pherthynas â gohebiaeth'. Trwy hynny roedd yn golygu syniad fy nhad bod llythyrau yn caniatáu i bob awdur amsugno a storio presenoldeb rhithwir y llall, i alw arno ar adegau pan oedd angen ei gwmni a'i gysur arno. Felly des i i werthfawrogi llythyrau fy nhad am y ffordd roedden nhw'n creu ac yn cynnal cysylltiadau cryf ag eraill a oedd yn agos at ei galon. Dydyn nhw ddim yn creu cwlwm rhyngddo fe a'i ffrindiau mwyach, nawr maen nhw'n creu cwlwm rhyngddo fe a fi drwy'r clymau eraill hynny.

Ymhlith y rhai mwyaf gwerthfawr mae llythyrau a ysgrifennodd at fy mam o faes y gad yn y Môr Tawel lle bu'n gwasanaethu fel swyddog yn Llynges yr Unol Daleithiau yn ystod yr Ail Ryfel Byd. Maen nhw'n rhoi darlun amhrisiadwy o'r berthynas a'm cenhedlodd i a fy nheulu niwclear – fy nhad, fy mam a fy chwaer hŷn – cyn i mi ymuno â'r teulu. Er nad yw'r llythyrau wedi'u hysgrifennu ata i, nac amdana i, maen nhw nawr yn fy nghysylltu i ag ef ac â Mam.

Mae'r holl ohebwyr hyn wedi marw bellach ond mae eu llythyrau yn fy nghadw i mewn perthynas barhaus â nhw.

Yn eu bywyd tragwyddol dwi'n gweld ystyr i fy mywyd yn y presennol ac yn y dyfodol. Dwi'n hynod ddiolchgar am y ffenestr hon ar fywyd fy nhad – a fy mywyd i. Erbyn hyn, dwi'n meddwl am lythyrau nid yn unig fel 'tystiolaeth' o fywyd, fel data bywgraffyddol, ond fel darnau o fywyd ei hun oherwydd trwyddyn nhw mae cysylltiadau dynol clòs yn cael eu rhoi ar waith a'u cyflawni.

Mae'r llythyrau yn y gyfrol hon yn dra gwahanol i'r rhai yn archif fy nhad. Dydyn nhw ddim yn llythyrau preifat confensiynol a ysgrifennwyd gan berson at rywun y mae'n ei adnabod. Dydyn nhw ddim yn 'llythyrau agored' chwaith at dderbynnydd hysbys ond yn cael eu gwneud yn gyhoeddus i gynyddu eu heffaith. Y bwriad yw cyhoeddi'r llythyrau, a heb os, maen nhw'n agored. Yr hyn sy'n eu gwneud nhw'n wahanol yw eu bod wedi'u bwriadu ar gyfer derbynyddion amhenodol ac anhysbys: y rhai y maen nhw'n eu cyfarch fel ymatebwyr. Mae'r llythyrau'n cyfarch y derbynyddion hyn o safbwynt adferiad, o les cymharol; maen nhw'n cynnig cysur ac anogaeth. Maen nhw'n gwahodd eu darllenwyr i'w dychmygu fel pethau sy'n deillio ohonyn nhw eu hunain yn y dyfodol. Felly maen nhw'n tystio i ffenomen ysgrifennu llythyrau sy'n hanfodol o hyd, ac yn ei chyfoethogi.

Er y gallem feddwl bod ysgrifennu llythyrau yn grefft goll neu farw, mae gohebiaeth yn dal i ffynnu mewn cyfryngau newydd. Yn sicr, dwi'n ysgrifennu llawer mwy o ohebiaeth bersonol fel e-bost nag y gwnes i erioed fel llythyr. Dwi ddim yn poeni na fydd fy negeseuon yn cael eu hargraffu na'u cadw byth. Yr unig beth sy'n bwysig yw eu bod yn cael eu darllen ac yn fy nghadw mewn cysylltiad â phobl eraill sy'n bwysig imi. Maen nhw'n gwneud hyn trwy nodweddu ein perthynas mewn ffordd ddealledig – yr hyn ydyn nhw yn ôl ein dealltwriaeth ni, faint a fuddsoddir ynddyn nhw. Yn wir, mae'r ohebiaeth yn *gweithredu'r* cysylltiadau hyn ac yn gyfystyr â'r cwlwm rhyngon ni, hyd yn oed mewn cyfrwng sy'n ymddangos fel un dros dro.

Mae diwylliant poblogaidd yn darparu tystiolaeth o'r angen dynol parhaus am ohebiaeth hefyd. Yn ffilm ddiweddar Spike Jonze, *Her*, mae'r cwmni BeautifulHandwrittenLetters.com yn talu swm go dda i'r prif gymeriad i gyfansoddi llythyrau personol ar gyfer cleientiaid. Yr hyn sy'n eironig yw nad yw ei lythyrau'n brydferth – mae ei ryddiaith yn ddigon di-nod – a dydyn nhw ddim wedi'u hysgrifennu â llaw hyd yn oed: mae'n eu harddweud nhw, yna cânt eu hargraffu ar ffurf ysgrifennu sownd a'u postio. Mae'n debyg nad yw'r ffaith fod y llythyrau wedi'u hysgrifennu gan rith-awdur yn gyfrinach o gwbl; nid yw'r sawl sy'n eu cael wedi'i dwyllo. Er gwaethaf yr eironi, credaf mai bwriad Jonze yw talu teyrnged i statws parhaus y llythyr analog a llawysgrifen ei hun, a ddylai weithredu fel sêl ac arwydd o ddilysrwydd, unigrywiaeth ac unigolrwydd. Mae'r ffilm yn rhoi parch annisgwyl i lythyrau mewn llawysgrifen – hyd yn oed os yw'r parch hwnnw'n llawn hiraeth cyfeiliornus, fel pe na baen nhw'n bodoli mwyach. Hyd yn oed, neu efallai'n arbennig, mewn byd ôl-bost, mae pobl yn parhau i werthfawrogi gohebiaeth bersonol.

Mae dwy agwedd arwyddocaol ar ohebiaeth hen ffasiwn. Yn gyntaf, mae'n rhaid i ni ddisgwyl i lythyrau gyrraedd. Mae'r oedi hwn yn gohirio boddhad ac yn cynyddu'r pleser o'i wireddu maes o law. Yn ail, mae diffyg sylwedd materol llythyr – owns neu ddwy – yn anghymesur â'i effaith emosiynol bosib, ei bŵer, a all fod yn enfawr. Yn sicr, roedd llythyrau fy nhad yn werth disgwyl amdanyn nhw – yn gyntaf pan ddes i o hyd iddyn nhw'n syth ar ôl ei farwolaeth, hanner can mlynedd ar ôl ysgrifennu'r cynharaf ohonyn nhw, a sawl degawd yn ddiweddarach, pan roddais fy sylw llawn iddyn nhw o'r diwedd. Trwy greu cysylltiad agos rhyngof i a 'nhad, fe fuon nhw'n help i ddeall ei iselder ac i leddfu fy iselder i – gan fy ngalluogi i gydnabod ein tebygrwydd o ran natur a'n hanes gwahanol. Efallai nad yw'n gyd-ddigwyddiad i fy unig bwl o iselder difrifol ddigwydd yn ystod blynyddoedd cyntaf dirywiad fy nhad. Roedd dod drwyddo'n anodd heb lawer o ryddhad gan feddyginiaeth na therapi. Dim ond yn ddiweddarach y des i'n gyfrifol am fy iselder a chwilio am driniaeth i mi fy hun. Bryd hynny, roeddwn i wrthi'n ysgrifennu cofiant fy nhad a fu farw oherwydd ei iselder. Roedd darllen ei lythyrau bryd hynny yn therapi ynddo'i hun. Maen nhw'n dal i gadw fy nhad yn fyw ac mewn perthynas â mi. A dwi'n gobeithio y bydd y llythyrau yn y gyfrol hon yn helpu eu darllenwyr i wrthsefyll iselder a gweld y gwerth yn eu bywydau eu hunain.

Mae G. Thomas Couser yn Athro Emeritws Saesneg ym Mhrifysgol Hofstra yn Efrog Newydd, lle bu'n dysgu llenyddiaeth Americanaidd ac Astudiaethau Americanaidd a sefydlu a chyfarwyddo'r Rhaglen Astudiaethau Anabledd. Ymhlith ei lyfrau mae *Recovering Bodies: Illness, Disability, and Life Writing* (Madison, Wisconsin: University of Wisconsin Press, 1997), *Vulnerable Subjects: Ethics and Life Writing* (Ithaca, Efrog Newydd: Cornell University Press, 2004), *Signifying Bodies: Disability in Contemporary Life Writing* (Ann Arbor, Michigan: University of Michigan Press, 2009) a *Memoir: An Introduction* (Efrog Newydd: Oxford University Press, 2012). Cwblhaodd gofiant yn ddiweddar, *Letter to My Father: Recognition and Reconciliation*.